实用肛肠疾病图谱

PRACTICAL ATLAS OF ANORECTAL DISEASES

刘佃温　杨会举　刘世举◎主编

河南科学技术出版社

·郑　州·

图书在版编目(CIP)数据

实用肛肠疾病图谱 / 刘佃温，杨会举，刘世举主编.—郑州：河南科学技术出版社，2023.12
ISBN 978-7-5725-1380-0

Ⅰ.①实… Ⅱ.①刘… ②杨… ③刘… Ⅲ.①肛门疾病－图谱②肠疾病－图谱 Ⅳ.①R574-64

中国国家版本馆CIP数据核字（2023）第234327号

出版发行：河南科学技术出版社
　　　　　地址：郑州市郑东新区祥盛街27号　　邮编：450016
　　　　　电话：（0371）65788613　65788629
　　　　　网址：www.hnstp.cn
责任编辑：邓　为
责任校对：王晓红
封面设计：中文天地
责任印制：徐海东
印　　刷：河南瑞之光印刷股份有限公司
经　　销：全国新华书店
开　　本：787mm×1 092mm　1/16　印张：15　字数：150千字
版　　次：2023年12月第1版　2023年12月第1次印刷
定　　价：128.00元

本书编写委员会

主　编　刘佃温　杨会举　刘世举

副主编　周凤蕊　冀二锋　颜　帅　刘　翔

编　委　（按姓氏笔画排序）

　　　　凡会霞　马　莉　王　洁　王晓晓

　　　　卢玉阳　冯娇娇　刘　畅　刘思琦

　　　　刘俊红　孙雅鹏　李　贞　李　岩

　　　　李　敏　李　慧　李军坛　张　申

　　　　张新春　罗彩云　周晓丽　姜亚欣

　　　　崔世超　魏鹏辉

目 录
Contents

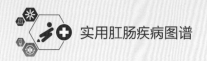

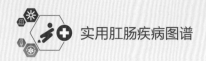

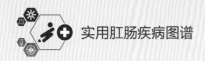

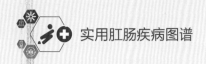

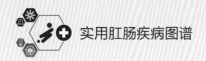

第一节 结肠局部解剖

一、结肠的形态结构

结肠起于回盲部，止于乙状结肠与直肠交界处，包括盲肠、升结肠、横结肠、降结肠和乙状结肠。成人的结肠长度为 120 ~ 200cm，平均为 150cm。其直径各部不一，盲肠直径最大，约 7.5cm，远端逐渐变细，至乙状结肠末端仅约 2.5cm。

结肠的形态结构包括（图 1-1）：①结肠带：是由肠壁纵肌纤维形成的 3 条纵行带，每条宽 0.5 ~ 1.0cm。结肠带在盲肠、升结肠及横结肠处较为清楚，从降结肠至乙状结肠逐渐不明显，且在乙状结肠和直肠的交界处消失分散为直肠纵肌。②结肠袋：结肠带比结肠短 1/6，所以结肠壁缩成了许多囊袋状突起，称为结肠袋。③肠脂垂：在肠管表面，沿着结肠带附近有许多大小不等的肠壁浆膜下脂肪组织聚集而成的突起，称为肠脂垂。

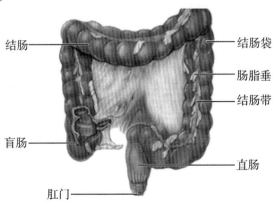

图 1-1 结肠的形态结构

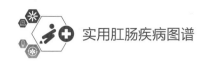

二、结肠各部

结肠主要分为五部分（图 1-2）。

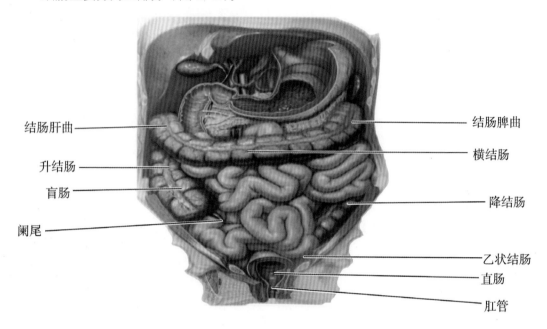

结肠肝曲   结肠脾曲

升结肠   横结肠

盲肠

        降结肠

阑尾

        乙状结肠

        直肠

        肛管

图 1-2 结肠的形态

（一）盲肠

盲肠为结肠的起始部，长约 6cm，直径约 7cm，是结肠肠壁最薄、位置最浅的部分。一般位于右髂窝，偶见于肝下或盆腔内，形成游离盲肠。回肠进入盲肠有一半月形黏膜皱襞，称为回盲瓣，其作用是防止结肠内容物回流至回肠。回盲瓣顶端内侧有阑尾，长 5 ~ 7cm，最长可达 15cm。阑尾常见位置有回肠下位、盲肠后位、盲肠下位和回盲前位。

（二）升结肠

升结肠位于腹腔右侧，长 12 ~ 20cm，直径约 6cm，是盲肠的延续，上至肝右叶下方，向左弯成结肠右曲（肝曲）而接于横结肠。下端平右髂嵴，上端平右第 10 肋处横过腋中线。升结肠前面和两侧有腹膜覆盖，后面接疏松的结缔组织与腹后壁相贴合，位置较固定。结肠右曲（肝曲）在右侧第 9 和第 10 肋软骨的深部，后面与右肾下外侧部相邻；上面与前外侧和肝右叶下面接触；内侧前方紧靠胆囊底；内侧后方有十二指肠降部，行右半结肠切除术时，应注意防止十二指肠的损伤。

（三）横结肠

横结肠是结肠中游离度最大的部分，长 40 ~ 50cm，直径约 5.2cm。自结肠右曲开始横于腹腔中部，于脾门下方弯成锐角，形成结肠左曲（脾曲），向下续于降结肠。横结肠完全被腹膜包裹形成较宽的横结肠系膜。此系膜由肝曲及脾曲逐渐变短，中间较长，使得横结肠呈弓状下垂。其下垂程度可因生理情况的变化而有所差别，肠管充盈或站立时，肠管向下的凸度较大，其最低可达脐下，甚或下至盆腔。横结肠上方有胃结肠韧带连于胃大弯，下方连于大网膜，手术时易辨认。横结肠系膜根部与十二指肠下部、十二指肠空肠曲和胰腺关系密切，在胃、十二指肠及胰腺等手术时，应注意防止损伤横结肠系膜内的结肠中动脉，以免造成横结肠缺血坏死。分离横结肠右半时，应防止损伤十二指肠和胰腺。

结肠脾曲是结肠中除直肠外最为固定的部分。其位置较肝曲高且靠后，在第 10 ~ 11 肋平面。侧方有膈结肠韧带将其悬吊于膈肌上，后方有横结肠系膜将其连于胰尾。由于脾曲位置较高且深，上方与脾、胰紧邻，因此在左半结肠切除时，需注意对脾、胰的保护。此外，脾曲弯曲的角度一般比肝曲小，故在纤维结肠镜检查时，脾曲较肝曲更难通过。

（四）降结肠

降结肠自结肠脾曲开始，长 25 ~ 30cm，直径约 4.4cm，向下并稍向内至左髂嵴平面而续于乙状结肠。腹膜覆盖其前面及两侧，偶见有降结肠系膜。降结肠后面有股神经、精索或卵巢血管及左肾等，内侧有左输尿管，前方有小肠。在行降结肠切除术中，应注意防止左肾及输尿管的损伤。降结肠下部的肠腔较为狭小，病变时易出现梗阻。

（五）乙状结肠

乙状结肠位于降结肠与直肠之间，其长度变化很大，从 10cm 到 90cm，一般约 40cm。肠腔直径约 4.2cm。乙状结肠位于盆腔内，上端多位于髂嵴平面，下端多位于第 3 骶椎前方。乙状结肠全部包于腹膜内，并形成乙状结肠系膜。系膜在肠中部活动范围大，向两端延伸时逐渐变短消失，故乙状结肠与降结肠和直肠相连处固定不易移动，中部活动范围较大，可降入盆腔，或高至肝下，也可移至右髂部。乙状结肠呈

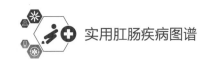
扇形，系膜根附着于盆壁，呈"人"字形；由腰大肌内侧缘横过左侧输尿管及左髂外动脉，向上向内至正中线，然后在骶骨前方垂直向下，止于第3骶椎前面。乙状结肠是多种结肠疾病的好发部位，也是人工肛门设置的部位。

三、结肠的血管、淋巴及神经

（一）结肠的动脉

右半结肠的动脉供应来自肠系膜上动脉，横结肠的动脉供应来自中结肠动脉，左半结肠动脉供应来自左结肠动脉和乙状结肠动脉（图1-3）。

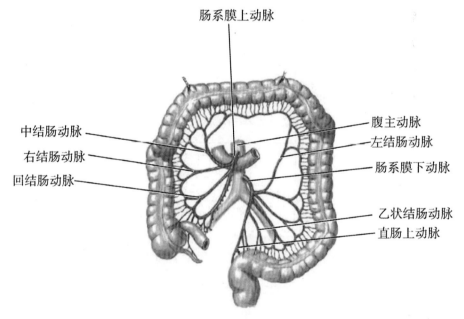

图 1-3　结肠的动脉分布

1. 肠系膜上动脉

肠系膜上动脉起自腹主动脉前壁，供应盲肠、阑尾、升结肠和大部分横结肠。该动脉从十二指肠水平部与胰腺下缘穿过，随即进入小肠系膜。其主要分支有中结肠动脉、右结肠动脉、回结肠动脉。

（1）中结肠动脉：在胰腺下缘起于肠系膜上动脉右侧，在胃左后方进入横结肠系膜内，分为左右两支。右支在肝曲附近多与右结肠动脉的升支吻合，供给横结肠右1/3；左支主要与左结肠动脉的外支吻合，供给横结肠左2/3。由于中结肠动脉主干多数由中线右侧进入横结肠系膜，其左半部分系膜有一无血管区，故手术中切开横结肠系膜时，应在中线的左侧进行。

（2）右结肠动脉：在中结肠动脉起点下方 1 ~ 3cm 处起于肠系膜上动脉，在右肾下方处向右横过下腔静脉、右侧精索或卵巢血管和右输尿管，至升结肠附近分为升支和降支。升支与中结肠动脉右支吻合，降支与回结肠动脉升支吻合。

（3）回结肠动脉：在右结肠动脉起点下方起于肠系膜上动脉，或与右结肠动脉合为一条主干，在腹膜后向右向下斜行，在十二指肠水平部分成升降两支。升支与右结肠动脉降支吻合，主要供给升结肠；降支在回盲部分成前后两支，与肠系膜上动脉回肠支吻合，供给升结肠下端、回盲部及回肠末端。

2. 肠系膜下动脉

肠系膜下动脉起于腹主动脉，距腹主动脉分叉上方 3 ~ 4cm，起始处被十二指肠上部覆盖，向下向左横过左髂总动脉，移行为直肠上动脉，分支有左结肠动脉和乙状结肠动脉。

（1）左结肠动脉：由肠系膜下动脉左侧分出，经腹膜后向左向外横过精索或卵巢血管、左输尿管及肠系膜下静脉，走向脾曲，分为升降两支。升支进入横结肠系膜与结肠中动脉吻合，供给降结肠上段、脾曲和左 1/3 横结肠血液；降支下行进入乙状结肠系膜与乙状结肠动脉吻合，供给降结肠下段血液。

（2）乙状结肠动脉：起于肠系膜下动脉，或与左结肠动脉共干发出。乙状结肠动脉在乙状结肠系膜内各分出升、降支，互相呈弓状吻合，分布于乙状结肠，近端与左结肠动脉吻合，远端与直肠上动脉吻合。

（二）结肠的静脉

结肠的静脉分布与动脉相似。右半结肠的静脉汇入肠系膜上静脉，后注入门静脉。左半结肠静脉汇入肠系膜下静脉，后经脾静脉或肠系膜上静脉注入门静脉。结肠癌患者手术时的挤压可促使癌细胞进入血流，经回流静脉而播散，所以在大肠癌手术时，要求早期结扎癌灶所在肠段的回流静脉。

（三）结肠的淋巴回流

结肠的淋巴回流主要与结肠的动脉相伴行，分为壁内丛、中间丛及壁外丛（图1-4）。

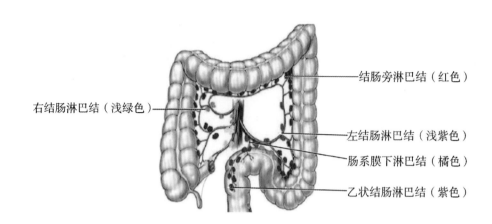

图 1-4 结肠的淋巴回流

1.壁内丛

包括结肠黏膜、黏膜下层、肌间及浆膜下淋巴丛。各丛间小淋巴管相互交通，并与上方、下方的淋巴网相连。

2.中间丛

即连接壁内丛和壁外丛的淋巴管。

3.壁外丛

结肠壁外淋巴结包括结肠上淋巴结、结肠旁淋巴结、中间淋巴结和中央淋巴结。

（1）结肠上淋巴结：位于肠壁的浆膜下及肠脂垂中，沿结肠带分布居多，乙状结肠处最为显著。

（2）结肠旁淋巴结：在结肠系膜内，位于边缘动脉附近。

（3）中间淋巴结：位于结肠动脉之间，包括回结肠淋巴结、右结肠淋巴结、中结肠淋巴结、左结肠淋巴结及乙状结肠淋巴结等。

（4）中央淋巴结：位于肠系膜上、下动脉根部及腹主动脉周围。

（四）结肠的神经支配

结肠的神经为自主神经，含有交感神经和副交感神经。

1.交感神经

主要来自肠系膜上丛和肠系膜下丛。肠系膜上丛为腹腔丛向下的延续，位于肠系膜上动脉的根部。肠系膜下丛位于肠系膜下动脉根部，丛内有肠系膜下神经节。

2.副交感神经

右半结肠的副交感神经来自右迷走神经的腹腔支。与腹腔丛和肠系膜上丛伴行，伴肠系膜上动脉及其分支分布于盲肠、阑尾、升结肠及横结肠右半部。左半结肠的副交感神经经骶神经处脊髓后合成盆内脏神经至下腹下丛，与交感神经相混。

第二节　肛管直肠局部解剖

一、肛管直肠的形态结构

（一）肛管

肛管是消化道的末端，上端于齿状线与直肠相接，向下止于肛缘，长 3 ~ 4cm，平均2.5cm。外科通常将肛管上界扩展至肛管直肠环平面，齿状线上 1.5cm 处。肛管前方与会阴体相连，男性接会阴体与尿道膜部、尿道球部和尿生殖膈后缘相邻；女性接会阴体与阴道前庭、阴道下 1/3 部相邻。后方与肛尾韧带连于尾骨；两侧为坐骨直肠窝，周围有肛管内、外括约肌和联合纵肌围绕。肛管由内向外分为五层：黏膜层、黏膜下层、肛门内括约肌、联合纵肌和肛门外括约肌。

1.肛管分界

（1）肛白线：又称Hilton线，是肛管中下部交界线，正对内括约肌下缘与外括约肌皮下部的交界处。距肛缘 1cm，肉眼无法辨认。指诊时可触及一明显的环形沟，为肛白线，也称括约肌间沟。临床上常用此沟来定位内外括约肌的分界。

（2）齿状线：齿状线为直肠与解剖肛管的交界线，亦是肛管皮肤与直肠黏膜的交界处，有一锯齿状的环形线，称为齿状线。齿状线在肛白线上方，距肛缘 2 ~ 3cm。此线上方属内胚层，下方属外胚层。且上下两方的上皮、血管、淋巴和神经来源均不同。①上皮：齿状线以上肠腔内壁覆盖消化道黏膜上皮；以下覆盖皮肤，为移行扁平或复层扁平上皮。②血管：齿状线以上是直肠上、下动脉供应，静脉丛属直肠上静脉丛，与门静脉相通；齿状线以下由肛管动脉供应，静脉丛属直肠下静脉丛，回流至下腔静脉系统。③淋巴：齿状线上方淋巴结主要回流至盆腔淋巴结；齿状线下方淋巴结

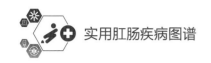

主要回流至腹股沟淋巴结。故齿状线上方直肠癌多向腹腔内淋巴结转移，齿状线下方肛管癌多向腹股沟淋巴结转移。④神经：齿状线以上的神经为自主神经支配，无痛觉；齿状线以下神经为脊神经，痛觉灵敏。

（3）肛直线：是直肠柱上端水平线，在齿状线上1.5cm处，是直肠颈内口与直肠壶腹部的分界线。肛管直肠环上缘、内括约肌上缘及联合纵肌上端与该线位置基本一致。

2.肛管形态结构

肛管形态结构包括肛柱、肛瓣、肛窦、肛乳头、齿状线、肛白线、肛门腺、栉膜等（图1-5）。

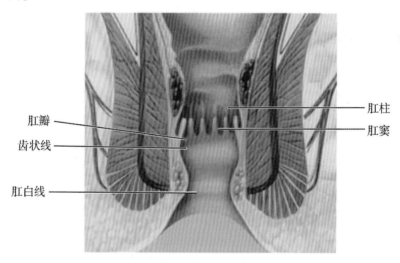

图1-5 肛管形态结构

（1）肛柱：又称直肠柱，是由直肠下端黏膜缩窄形成的垂直的纵行皱襞，有8～12个，长1～2cm，宽0.3～0.6cm。肛柱是括约肌收缩的结果，肛管扩张及排便时此柱可消失。

（2）肛瓣：两个相邻直肠柱下端之间的半月形黏膜皱襞，有6～12个。

（3）肛窦：又称肛隐窝，是肛瓣与肛柱底之间形成的凹陷隐窝。在肛瓣之后呈漏斗状，口朝向肠腔内上方，窝底向外下方延伸，深度0.3～0.5cm。窝底有肛腺分泌腺液的开口，排便时可润滑粪便。当大便干燥时可擦破肛瓣，或腹泻时稀便进入肛窦内，引发肛窦炎，再蔓延成肛腺炎，继而扩散至肛管直肠周围各间隙形成脓肿。行肛周脓肿和肛瘘手术时应查看肛窦有无红肿、硬结、凹陷和溢脓，来确定原发感染的肛窦内口。

（4）肛乳头：是肛管与肛柱连接处沿齿状线排列的三角形突起，有 2～8 个，基底部发红，尖端呈灰白色。肛乳头是纤维结缔组织，当肛管处有感染或长期慢性刺激时，肛乳头可增生变大，形成肛乳头肥大或肛乳头瘤。

（5）肛门腺：开口于肛隐窝内，由腺管相连。多数肛门腺集中在肛管后部，两侧较少，浅部缺如。该处常积存粪便，容易发生感染，引发肛窦炎。肛窦炎可继发一切肛周疾病，95% 的肛周脓肿均起源于肛门腺感染。

（6）栉膜：是指齿状线与括约肌间沟之间的肛管上皮，是皮肤与黏膜的移行区域。此区域内的肛管上皮组织及皮下结缔组织称为栉膜。栉膜区是肛管最狭窄的区域，慢性炎症的长期刺激下，栉膜带可发生纤维性硬化，称为肛门梳硬结。

3. 肛垫

肛垫位于肛管齿状线上方宽约 1.5cm 的环状区，由直肠柱纵列于此，为血管性衬垫。肛垫由窦状静脉、平滑肌、结缔组织及弹性组织构成。当括约肌收缩时，肛垫可协助括约肌维持肛管的正常闭合。Treitz 肌含有弹性纤维组织，起支持作用，可防止黏膜脱垂。当其松弛可导致肛垫回缩障碍，使得内痔脱出或肛垫肥大脱垂，因而形成痔。

（二）直肠

直肠是结肠的末端，位于盆腔内。上端平第 3 骶椎与乙状结肠相连，向下沿骶骨和尾骨屈曲，下端止于齿状线与肛管相连。成人直肠长 12～15cm。直肠有两个弯曲，直肠壶腹部向前突出，后壁沿骶尾骨前方弯曲下行，与肛管形成一个向后突的弯曲，称为直肠骶曲，距肛门 7～9cm。下段直肠绕过尾骨尖，转向后下方，在肛管处形成一个向前的弯曲，称为会阴曲。距肛门 3～5cm。骶曲和会阴曲形成一个 90°～100° 的角，称肛直角。直肠上下端较窄，中间膨大，形成直肠壶腹，是暂时存放粪便的位置（图 1-6）。

直肠全层由内向外分别为黏膜层、黏膜下层、肌层及外膜四层。

1. 黏膜层

分为黏膜、黏膜固有层、黏膜肌层，由纵行平滑肌构成。

2. 黏膜下层

此层极为松弛，易与肌层分离，内有直肠上动、静脉。

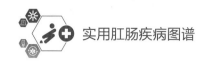

3. 肌层

直肠的肌层为不随意肌，外层是纵形肌，内层是环形肌。

4. 外膜

前壁、两侧壁有腹膜，直肠外侧壁为浆膜层。

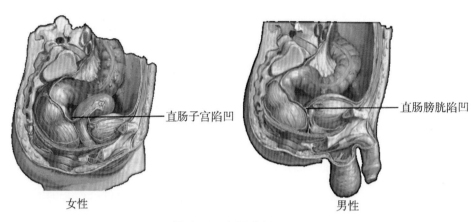

女性   男性

直肠子宫陷凹   直肠膀胱陷凹

图 1-6   直肠毗邻

二、肛管直肠周围肌肉

肛管直肠周围有两种不同功能的肌肉（图 1-7、图 1-8），肛门外括约肌与肛提肌为随意肌；肛门内括约肌为不随意肌；中间肌层为联合纵肌，既有随意肌纤维又有不随意肌纤维，但以不随意肌纤维较多。

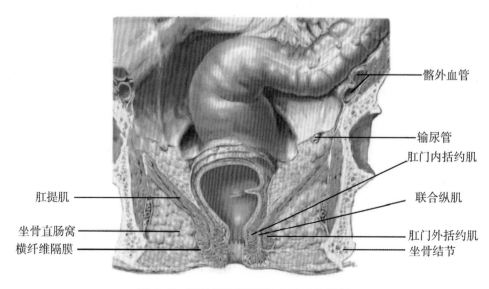

髂外血管

输尿管

肛门内括约肌

肛提肌

联合纵肌

坐骨直肠窝

肛门外括约肌

横纤维隔膜

坐骨结节

图 1-7   肛管直肠周围肌肉及其他组织

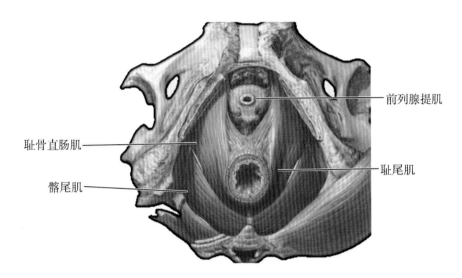

图 1-8 肛管直肠周围肌肉

（一）肛门内括约肌

肛门内括约肌是直肠环肌下端增厚变宽而成，为不随意肌，属平滑肌，由自主神经支配。起于肛管直肠环水平缘，止于括约肌间沟上方，长约 3cm，内括约肌具有平滑肌特有的延展性及易痉挛的特性，长期痉挛会发生内括约肌失弛缓症，导致出口梗阻型便秘。内括约肌主要参与排便反射，不参与括约肛门的功能，故可手术松解消除内括约肌痉挛引起的剧痛。

（二）肛门外括约肌

肛门外括约肌属于横纹肌，为随意肌，被直肠纵肌和肛提肌纤维穿过而分为皮下部、浅部和深部。

（1）皮下部：为环形肌束，位于肛管下方皮下，其上缘与内括约肌下缘相邻，二者之间为括约肌间沟，直肠指诊时可触及，手术时切断外括约肌皮下部不会影响肛门括约肌的功能。

（2）浅部：为椭圆形肌束，位于皮下部与深部之间，内括约肌外侧，起于尾骨，围绕肛管止于会阴体，与尾骨相连部分形成肛尾韧带。手术时切断该韧带会导致肛门向前移位。

（3）深部：为环形肌束，位于浅部的外上方，环绕内括约肌及直肠纵肌层外部。手术时切除一侧不会引起肛门失禁。

11

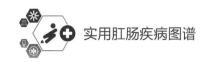

（三）肛提肌

肛提肌是骨盆的主要肌肉，两侧肛提肌附着于盆腔壁内侧面，左右对称排列，向下呈漏斗状。由耻骨尾骨肌和髂骨尾骨肌两部分组成。

（1）耻骨尾骨肌：又称耻尾肌，为肛提肌中最重要的肌肉。起于耻骨弓后面和肛提肌腱弓前部，向后向下绕尿道、前列腺或阴道，止于直肠下段和骶骨下部。

（2）髂骨尾骨肌：又称髂尾肌，起自肛提肌腱弓后部和坐骨棘，向后向下走行，止于尾骨侧缘和肛尾缝。其前部肌束在肛尾缝处与对侧相连；中部肌束附着于肛门和尾骨之间，附着于髂骨下端。

（四）耻骨直肠肌

耻骨直肠肌是维持肛门自制的关键性肌肉，位于耻骨尾骨肌内侧面，联合纵肌的外侧，外括约肌深部上缘。耻骨直肠肌起自耻骨下支的背面，向后向下绕肛管直肠后方会合，与外括约肌深部形成一个 U 形悬吊带，将直肠肛管交界处向前上方牵拉形成肛直角。耻骨直肠肌与肛管直肠交界处形成肛管直肠环和肛直角，对肛门排便自控起重要作用。

（五）联合纵肌

联合纵肌是肌性纤维组织，含有平滑肌纤维、横纹肌纤维和弹力纤维。平滑肌纤维来自直肠壁外层纵肌，横纹肌纤维来自耻骨直肠肌。联合纵肌呈纵行位于内、外括约肌间隙。联合纵肌分出内侧分支纤维、下行分支纤维和外侧分支纤维。内侧分支呈扇形走向，以齿状线平面为界，分为内上支和内下支。下行分支有括约肌间隔纤维和皱皮肌。外侧分支纤维穿入耻骨直肠肌，外括约肌深部和浅部，并以纤维筋膜包绕耻骨直肠肌和外括约肌。

（六）肛管直肠环

肛管直肠环是由耻骨直肠肌、肛门内括约肌，以及肛门外括约肌深部、浅部和联合纵肌环绕所形成的肌肉环。此环后侧较前方发达，前部低于后部。指诊时，此环后侧及两侧有绳索感，维持肛门的自制功能，控制排便。故手术时应注意保护。

三、肛管直肠周围间隙

肛管直肠周围存在着许多间隙，为感染的常见部位。间隙内充满脂肪组织，神经分布较少，易感染发生脓肿。以肛提肌为界，上方的间隙形成的脓肿为高位脓肿，肛提肌下方间隙形成的脓肿为低位脓肿。

（一）肛提肌上间隙

（1）骨盆直肠间隙：位于直肠两侧与骨盆之间，左右各一，肛提肌上方。上为盆腔腹膜，前方有膀胱、前列腺或阴道，后面是直肠侧韧带。该间隙位置高、容积较大，属自主神经支配，故发生脓肿时局部症状及体征不明显，全身感染症状较重，容易误诊。脓液可通过括约肌间隙至中央间隙，进入坐骨肛管间隙。

（2）直肠后间隙：又称骶前间隙，位于直肠后方。前面为直肠固有筋膜，后面是骶前筋膜，上为腹膜反折部，下为肛提肌。其上方开放，脓液可向腹膜后扩散。此间隙发生脓肿主要表现为全身症状。

（二）肛提肌下间隙

（1）坐骨直肠间隙：位于直肠与坐骨结节之间，左右各一。上为肛提肌、下为肛管皮下间隙，内侧为肛门括约肌，外侧为闭孔内肌，前侧有会阴浅横肌，后侧为臀大肌。该间隙容积较大，为 60 ~ 90mL，发生脓肿时可向肛管后深间隙蔓延，如不及时引流可向上穿破肛提肌进入骨盆直肠间隙。

（2）肛管后间隙：位于肛门及肛管后方，肛尾韧带将此间隙分为深、浅两个间隙，与两侧坐骨直肠间隙相通。①肛管后深间隙：位于肛尾韧带的深面，与两侧坐骨直肠间隙相通，发生脓肿时可形成低位马蹄形脓肿。②肛管后浅间隙：位于肛尾韧带的浅面与肛管皮下之间，一般感染只局限于局部的皮下组织，不向其他间隙蔓延。

（3）肛管前间隙：位于肛门及肛管前方，又分为肛管前深间隙和肛管前浅间隙。①肛管前深间隙：位于会阴体深面，此间隙后侧与两侧坐骨肛管间隙相通，故可发生前马蹄形脓肿，但临床少见。②肛管前浅间隙：位于会阴体浅面，感染只限于局部，不向其他间隙蔓延。

（4）皮下间隙：位于肛门外括约肌皮下部和肛周皮肤之间。该间隙向上与中央间隙相通，向内与黏膜下间隙分隔，向外与坐骨直肠间隙相连。间隙内有皱皮肌、外痔静脉丛及脂肪组织。

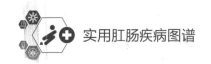

（5）括约肌间隙：位于联合纵肌的内、外括约肌之间。向下会于中央间隙，是感染沿肛管扩散的重要途径。

（6）中央间隙：位于联合纵肌下端与外括约肌皮下部之间，环绕肛管一周。该间隙向外通坐骨直肠间隙，向内通黏膜下间隙，向上通括约肌间隙。中央间隙与肛周感染关系密切，感染时先在中央间隙内形成中央脓肿，沿中央腱各纤维膈蔓延，向下至皮下间隙形成皮下脓肿，向外至坐骨直肠间隙引起坐骨肛门窝脓肿，向上经括约肌间隙形成括约肌间脓肿，并上达骨盆直肠间隙，引起骨盆直肠间隙脓肿。

四、肛管直肠周围血管

（一）动脉

肛管直肠血供主要来自直肠上动脉、直肠下动脉、肛门动脉和骶中动脉（图1-9）。

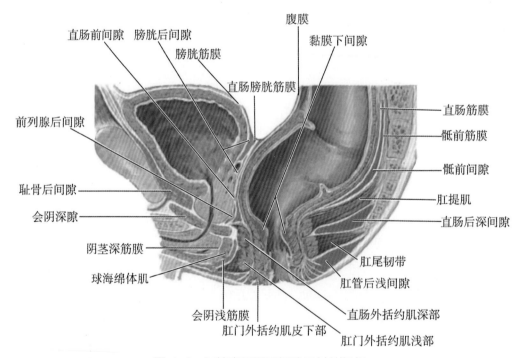

图 1-9 肛管直肠周围间隙及其他组织

（1）直肠上动脉：又称痔上动脉，是肠系膜下动脉的终末血管，在第3骶椎水平与直肠后壁上端分为左右两支，沿直肠两侧下行，穿过直肠肌层到齿状线与痔中、下动脉的分支吻合。直肠上动脉左、右支之间没有肠壁外吻合，形成乏血管区，这是直肠低位前切除时肠瘘发生率高的原因。

（2）直肠下动脉：又称痔中动脉，位于骨盆两侧，是髂内动脉前干的分支，在腹膜下向前内行，经直肠侧韧带达直肠下段的前壁，在黏膜下层与直肠上动脉、肛门动脉吻合。直肠下动脉主要供给直肠前壁肌层和直肠下部各层。

（3）肛门动脉：又称痔下动脉，起自阴部内动脉，经坐骨直肠间隙外侧壁上的 Alcock 管至肛管，主要分布于肛提肌、内外括约肌和肛周皮肤，也分布至下段直肠。

（4）骶中动脉：起自腹主动脉分叉部上方 1cm 的动脉后壁，沿第 4、第 5 腰椎和骶尾骨前面下行至尾骨，有部分终末分支到直肠，与直肠上、下动脉吻合。

（二）静脉

肛管直肠静脉与动脉并行，主要来自直肠上静脉丛和直肠下静脉丛，分别汇入门静脉和下腔静脉（图 1-10）。

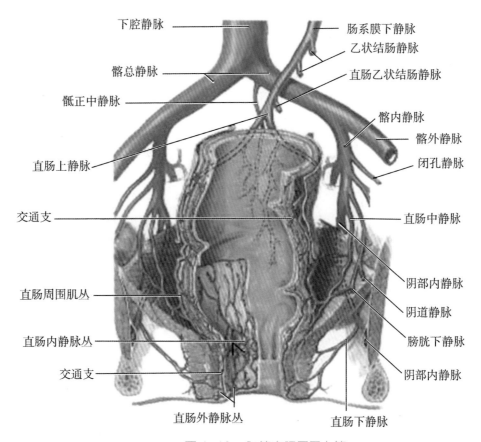

图 1-10　肛管直肠周围血管

15

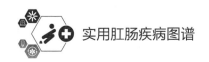

（1）直肠上静脉丛：又称痔内静脉丛，位于齿状线以上直肠的黏膜下层，静脉丛呈横行环状排列，且无静脉瓣，不能阻止血液逆流，故易形成内痔。

（2）直肠下静脉丛：又称痔外静脉丛，位于齿状线以下，由直肠壁外静脉、肛周静脉及肛管内壁静脉汇合而成。由直肠下静脉丛发生的痔为外痔。

五、肛管直肠淋巴引流

（一）直肠淋巴引流

直肠上 2/3 淋巴向上回流到肠系膜下淋巴结，再至主动脉旁淋巴结。直肠下 1/3 淋巴沿直肠上动脉和肠系膜下动脉回流，且向侧面沿直肠中血管回流至髂内淋巴结（图1-10）。

（1）壁内系统：包括直肠黏膜、黏膜下及肌间的淋巴网。壁内淋巴管出肠壁后在直肠外形成广泛交通的淋巴管丛，汇入壁外系统。

（2）壁外系统：主要沿 3 个方向走行。①上行路：引流上部直肠、乙状结肠和降结肠下部的淋巴，主要淋巴管及淋巴结沿肠系膜下血管及其分支排列。②侧行路：淋巴管位于腹膜下，沿血管、神经向两侧走行。重要的淋巴结位于血管的分叉处。③下行路：引流末端直肠的淋巴向下穿行肛提肌，与坐骨直肠窝内的淋巴管相交，汇入髂内淋巴结。

（二）肛管淋巴引流

肛管淋巴以齿状线为界，齿状线以上为上组，以下为下组。

（1）上组：包括直肠肛管黏膜部与内、外括约肌之间的淋巴。向上与直肠淋巴结相连，向下与肛管周围淋巴结相连，其中直肠柱内的淋巴结最密集。

（2）下组：在齿状线以下，汇集肛管下部、肛门和内外括约肌淋巴结，向前外经会阴及大腿内侧部的皮下组织，注入腹股沟淋巴结。故肛管直肠癌根治术，应考虑清除腹股沟淋巴结。

六、肛管直肠神经

（一）直肠神经

直肠神经为自主神经，齿状线以上由交感神经与副交感神经支配。

（1）交感神经：主要来自骶前神经丛，位于腹主动脉分叉下方。在直肠固有筋膜外形成左右两支，向下与节后纤维和第 3 ~ 4 骶神经的副交感神经形成盆神经丛。

（2）副交感神经：主要来自盆神经，对直肠功能的调节起主要作用。第 2 ~ 4 骶神经的股交感神经形成盆神经丛后分布于直肠、膀胱和海绵体。

（二）肛管神经

齿状线以上的肛管及周围结构主要由阴部内神经分支支配。齿状线以下主要由肛门神经、前括约肌神经、会阴神经及肛尾神经支配。其中对肛门功能起重要作用的是肛门神经，此神经是外括约肌的主要运动神经，损伤可引起肛门失禁。肛管直肠神经见图 1-11。

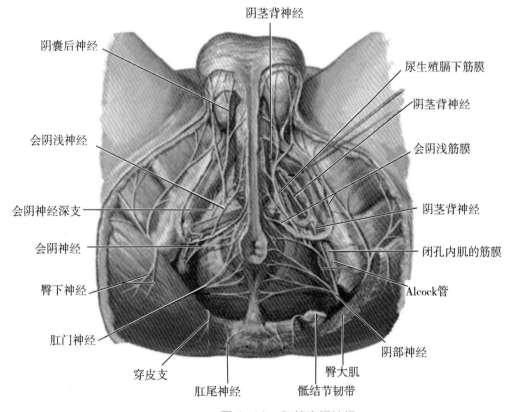

图 1-11　肛管直肠神经

第二章
结直肠肛门检查

一、检查体位

患者的体位对直肠、肛管疾病的检查很重要，体位不当可能引起疼痛或遗漏疾病，应根据患者的身体情况和检查目的，选择不同的体位。

（一）侧卧位

被检查者左侧左侧卧位，双下肢充分向前屈曲，靠近腹部，使臀部及肛门部充分暴露，是肛肠科最常用的检查体位和治疗体位（图2-1）。

（二）膝胸位

被检查者双膝跪于检查床上，头颈部及胸部垫枕，双前臂屈曲于胸前，胸部紧贴于床面，臀部抬高，使肛门充分暴露。适用于检查直肠下部、直肠前壁和身材矮小肥胖者，肛窥、硬式乙状结肠镜插入方便，亦是前列腺按摩的常规体位（图2-2）。

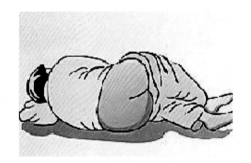
图2-1 侧卧位

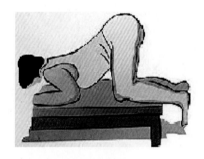
图2-2 膝胸位

（三）截石位

被检查者仰卧于专用检查床上，双下肢抬高并外展，放在腿架上，将臀部移至检查床边缘，使肛门暴露良好。适用于肛肠检查，也是肛门直肠手术时常用体位（图2-3）。

（四）下蹲位

取下蹲排大便姿势，并向下用力增加腹压。适用于Ⅱ、Ⅲ期内痔，以及脱肛、直肠息肉脱出患者检查（图2-4）。

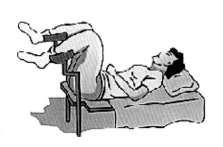 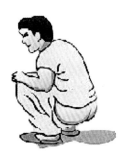

图 2-3 截石位   图 2-4 下蹲位

（五）弯腰扶椅位

被检查者向前弯腰，身体前倾，双手扶于支撑物上，双下肢略分开站立，露出臀部。此种检查体位方便，不需要特殊设备，适用于行动不便患者或者团体检查者，又称弯腰前俯位（图2-5）。

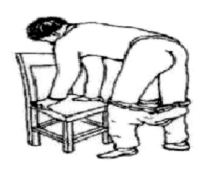

图 2-5 弯腰前俯位

二、检查方法

对结直肠疾病有多种检查方式，不同检查方式可以检查结直肠不同的疾病。

（一）肛门视诊

患者取侧卧位，检查者用两手轻轻分开患者的臀部，自然状态下观察肛门及其周围有无脱出物、外痔、瘘口、脓肿、肛裂、色素沉着、潮湿，以及分泌物与排泄物及其颜色、性状等。

（二）肛门触诊

肛周触诊，了解肛周皮肤弹性，瘘管长短、走向、粗细，有无压痛，肿块大小、位置、硬度，边缘界线、活动度，表面位置，深浅，有无波动感。括约肌触

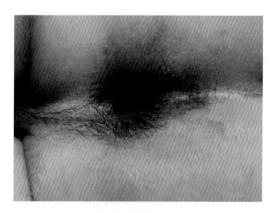

图 2-6　肛门视诊

诊，了解肛门是否完整，肌张力如何，肛门是否松弛，括约肌位置有无变化，有无痉挛。

（三）肛门指检

检查者戴上手套或右手食指戴上指套，涂润滑油，用右手食指前端放在肛门口，待患者适应后再轻轻插入肛门口，先试验肛门括约肌的松紧度，然后对肛管直肠四周依次进行检查，大致可以确定距肛缘 7～10cm 的肛门、直肠有无病变和病变的性质。应注意肠壁周围有无触痛、肿块、波动、狭窄等。在直肠前壁，男性可扪及前列腺，女性可触及子宫颈，手指抽出时，观察手套上有无血液、黏液。

肛周皮温、肤色、肿物、硬结等异常可提示肛周脓肿、肛瘘、坏死性筋膜炎。肛管直肠内肿物的形状、质地、移动度、患者疼痛反应、退指后手套是否染血等异常可提示痔、肛瘘内口、肛周脓肿、直肠息肉、肛乳头瘤、直肠癌。通过检查肛管的紧张度、肛管直肠环收缩能力，了解肛门直肠括约肌功能，可提示有无炎症反应、肛门失禁或排便困难。肛门指检对肛门的局部病变具有重要诊断价值（图 2-7）。

（四）肛门镜检查

肛门镜检查是肛门直肠疾病的常规检查方法之一，适用于肛管、直肠末端及齿状线附近的病变，还可进行活体组织检查。患者取侧卧位或者截石位，检查前应先行排空大便，对于肛门狭窄及肛裂患者应做麻醉后检查，以免患者出血疼痛及撕裂。检查

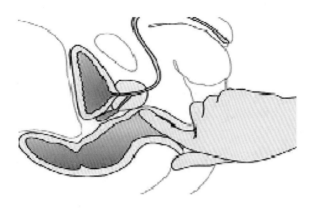

图 2-7 肛门指检

方法：镜体涂以润滑剂，分开臀部暴露肛门，用镜头轻轻按摩肛门，使括约肌放松，进镜方向先朝脐孔，通过肛管后改向骶尾部，直达直肠壶腹，取出闭孔器，接通光源，边退镜边观察。镜下可直观地看到肛门直肠内组织及黏膜的颜色、形态，对痔的分型与分期、肛瘘内口、肛隐窝炎、直肠息肉、肛乳头瘤、直肠癌、直肠黏膜脱垂、结直肠炎等疾病的诊断有重要意义（图 2-8）。

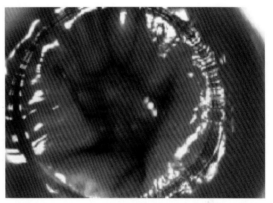

图 2-8 肛门镜下肛管直肠

（五）肠镜检查

肠镜检查是经肛门将肠镜循腔插入至回盲部，从黏膜侧观察结肠病变的检查方法。肠镜检查几乎可以满足全部结肠区域的检查需要。适用于：①原因不明的下消化道出血、慢性腹泻、排便异常、低位肠梗阻；②钡灌肠检查异常及乙状结肠镜检查病变性质未明者；③排除大肠或回肠末端疾病的腹部肿块；④大肠息肉、肿瘤出血等病变，需做肠镜下治疗；⑤结肠术后、结肠镜治疗术后需定期复查肠镜者；⑥大肠疾病普查（图 2-9 ~ 图 2-14）。

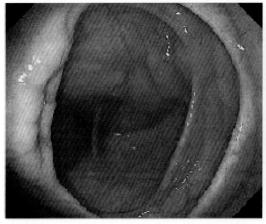

图 2-9　肠镜下回盲部

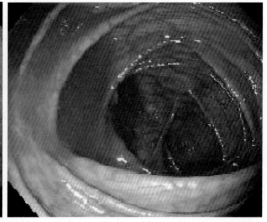

图 2-10　肠镜下升结肠

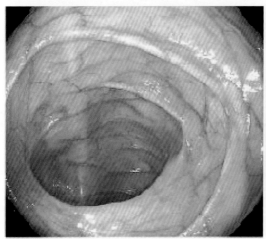

图 2-11　肠镜下横结肠

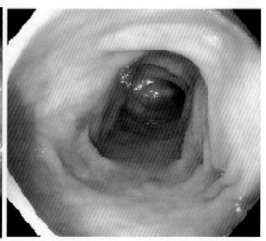

图 2-12　肠镜下降结肠

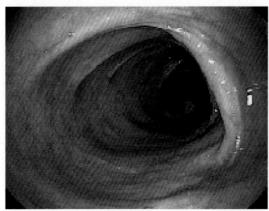

图 2-13　肠镜下乙状结肠

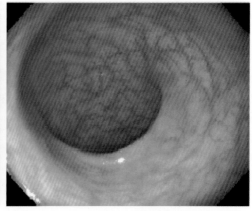

图 2-14　肠镜下直肠

（六）肛管直肠测压

肛管直肠测压是将压力测定仪器置入直肠，令肛门收缩与放松，检查内外括约肌、盆底、直肠功能与协调情况，量化和评估直肠肛门自制和排便功能的一种方法，对直肠、肛门的生理功能是否存在异常做出评估，有助于分辨出口梗阻型便秘的类型。

临床意义在于以下几点：

（1）评估肛门内括约肌和自制维持功能。

（2）评估肛门外括约肌及盆底肌群。

（3）了解直肠括约肌协调性、顺应性及肌力。

（4）明确腹压增加时外括约肌反射性收缩功能。

（5）评估排便神经反射完整性。

（6）评估直肠壁对扩张敏感性。

（7）评估直肠排出功能及盆底肌群功能。

（8）检测肛门括约肌压力有无压力缺损及不对称三维立体构象。

（七）肛门直肠内超声检查

肛门直肠内超声检查是将直肠内超声探头做纵、横切及径向扫查，可辨认直肠壁各层次、肿瘤浸润范围和深度及直肠周围病变，并可在超声引导下对可疑病变进行穿刺活检以明确诊断，此法主要应用于大肠良性肿瘤和恶性肿瘤的检查，即肠占位病灶，以及肛管直肠脓肿的脓腔定位，从而指导手术治疗，具有重要意义。

（八）X线检查

1. 排粪造影加钡灌肠

排粪造影是一种专门用于研究功能性出口梗阻所致疾病的X线检查方法。功能性出口梗阻是指只有在排粪过程中才表现出来的直肠、肛管的一系列功能性异常，包括耻骨直肠肌肥厚、粘连、痉挛，以及肛管内括约肌失弛缓症、直肠黏膜脱垂、直肠内套叠、直肠前膨出（直肠前突）、乙状结肠或小肠疝、前压迫、盆底及会阴下降综合征等，均可通过排粪造影加钡灌肠检查（图2-15～图2-18）。

2. 造影

肛周瘘管、窦道造影主要是以X线下碘剂显示瘘口、窦道长短、分支、走行方向及距体表的深度。

23

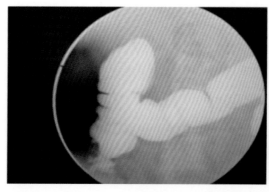

图 2-15　钡灌肠下结肠肝曲

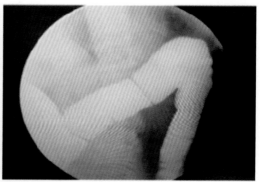

图 2-16　钡灌肠下结肠脾曲

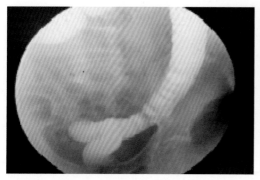

图 2-17　钡灌肠下乙状结肠

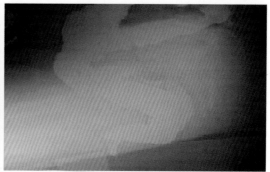

图 2-18　钡灌肠下直肠肛管

（九）CT 检查

肛管、直肠及结肠 CT 检查在大肠肿瘤的诊断和治疗上有独特价值。CT 不仅能显示肛管、直肠、结肠内病变，更重要的是可直接观察到肠壁及其附近的组织和器官，如藏毛窦，对指导手术治疗具有重要意义。CT 检查可显示先天性肛门直肠畸形的结构形态及其发育情况有特异性，如畸胎瘤，这有助于手术方式的选择（图 2-19 ～图 2-25 ）。

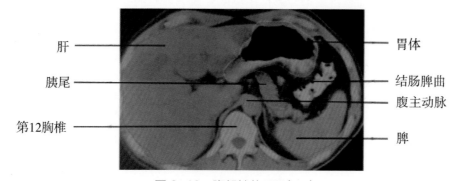

图 2-19　腹部轴位 CT（一）

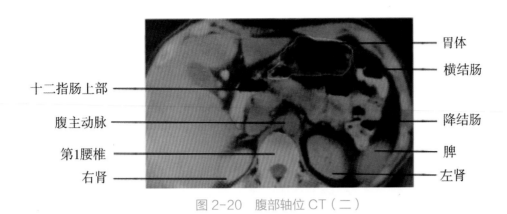

十二指肠上部

腹主动脉

第1腰椎

右肾

胃体

横结肠

降结肠

脾

左肾

图 2-20 腹部轴位 CT（二）

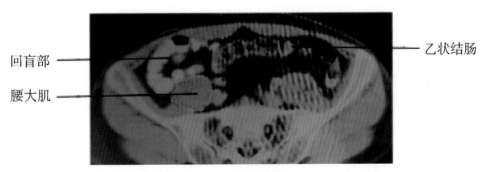

胆囊底

肝

肠系膜上动脉

腹主动脉

十二指肠降部

右肾

横结肠

肠系膜上静脉

十二指肠升部

空肠

降结肠

第2腰椎

图 2-21 腹部轴位 CT（三）

回盲部

腰大肌

乙状结肠

图 2-22 腹部轴位 CT（四）

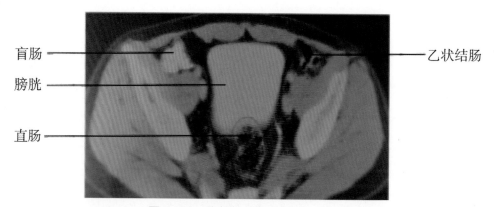

盲肠

膀胱

直肠

乙状结肠

图 2-23　腹部轴位 CT（五）

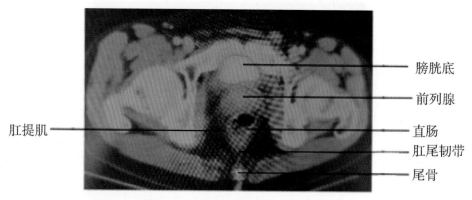

肛提肌

膀胱底

前列腺

直肠

肛尾韧带

尾骨

图 2-24　腹部轴位 CT（六）

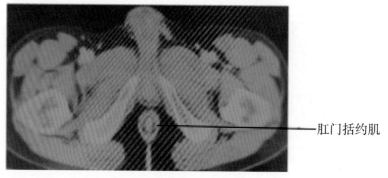

肛门括约肌

图 2-25　腹部轴位 CT（七）

（十）MRI

此法对大肠恶性肿瘤的早期发现、正确分期以及术后复查有重要诊断价值，可了解肿瘤浸润深度、与周围脏器关系，有无淋巴结或肝等转移。对先天性肛门直肠畸形的手术前评价及指导手术方式有重要意义（图 2-26、图 2-27）。

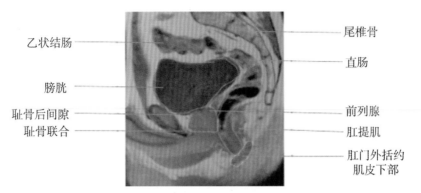

乙状结肠

膀胱

耻骨后间隙
耻骨联合

尾椎骨

直肠

前列腺
肛提肌
肛门外括约
肌皮下部

图 2-26 盆腔轴位 MRI

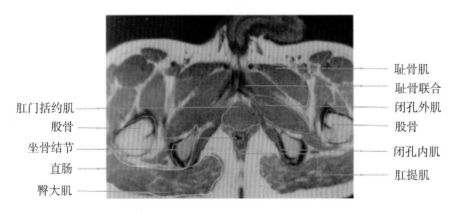

肛门括约肌
股骨
坐骨结节
直肠
臀大肌

耻骨肌
耻骨联合
闭孔外肌
股骨
闭孔内肌
肛提肌

图 2-27 盆腔正中位 MRI

第三章
痔

一、概述

痔，是直肠末端黏膜下和肛管皮肤下的静脉丛发生扩大、曲张所形成的柔软静脉团，又称痔疮、痔核。以便血、脱出、肿痛为临床特点。男女老幼皆可发病，根据国内流行病学调查显示，痔的发病率占肛肠疾病的87.25%，居首位，素有"十男九痔，十女十痔"之说，且痔的患病率随着年龄的增加而升高，其中35～59岁年龄段患病率最高。根据其发病部位的不同，临床上可分内痔、外痔和混合痔。

二、病因病机

中医认为，本病的发生多因脏腑本虚，兼因久坐久立，负重远行，或长期便秘，或泻痢日久，或临厕久蹲，或饮食不节，过食辛辣醇酒厚味，都可导致脏腑功能失调，风湿燥热下迫大肠瘀阻魄门，瘀血浊气结滞不散，筋脉懈纵而成痔。日久气虚，中气下陷，不能摄纳则痔核脱出。我国对痔病的记载始于夏商时期，痔之名最早见于《山海经·西山经》，该书对病的解释是"天帝之山……有鸟焉，其状如鹑，黑文而赤翁，名曰栎，食之已痔"，同时也是世界上最早对痔的认识。

现代医学认为痔的发病主要有静脉曲张学说、血管增生学说、炎变学说、衬垫下移学说、括约肌功能下降学说和肛垫学说。西医认为痔的病因主要有不良的排便习惯，以及大便异常、慢性疾病、饮食因素、解剖因素等。

三、诊断

有针对性地询问病史，并进行体格检查，如果患者有直肠出血或其他结直肠癌高风险者，应行进一步检查。

（一）内痔的诊断

（1）临床表现：初期常以无痛性便血为主要症状，血液与大便不相混合，多在排便时出现手纸带血、滴血或射血。出血呈间歇性，饮酒、过劳、便秘、腹泻等诱因常使症状加重，出血严重者可出现继发性贫血。随着痔核增大，在排便时可脱出，若不及时回纳可形成内痔嵌顿。患者常伴有大便秘结，内痔持续脱出时有分泌物溢出，并可有肛门坠胀感。

（2）专科检查：指诊可触及柔软、表面光滑、无压痛的黏膜隆起，肛门镜下见齿状线上黏膜呈半球状隆起，色暗紫或深红，表面可有糜烂或出血点。

（3）分期：目前国内外最为常用的一种内痔分类方法是 Goligher 分类法，该方法根据痔的脱垂程度将内痔分为四期。

（1）Ⅰ期内痔：排便时带血；滴血或喷射状出血，排便后出血可自行停止，无痔脱出。

（2）Ⅱ期内痔：常有便血；排便时有痔核脱出，排便后可自行还纳。

（3）Ⅲ期内痔：偶有便血；排便或久站、咳嗽、劳累、负重时有痔核脱出，不能自行回纳，需用手还纳。

（4）Ⅳ期内痔：痔持续脱出或还纳后易脱出，偶伴感染、水肿、糜烂、坏死和剧烈疼痛。

（4）辅助检查：血常规检查白细胞总数及中性粒细胞比例一般无明显变化。长期便血不及时治疗，可引起红细胞及血红蛋白下降，甚至贫血。

（二）外痔的诊断

外痔是指发生于肛管齿状线以下的痔。多由肛缘皮肤感染，或痔外静脉丛破裂出血，或反复感染、结缔组织增生，或痔外静脉丛扩大曲张而成。其特点是自觉肛门坠胀、疼痛，有异物感。由于临床症状、病理特点及其过程不同，可分为炎性外痔、血栓性外痔、结缔组织性外痔、静脉曲张性外痔四种。

炎性外痔多为肛缘皮肤破损或感染，呈红肿或破溃成脓，疼痛明显；血栓性外痔主要表现为肛缘皮下突发青紫色肿块，局部皮肤水肿，界限清楚，质地韧，可移动，触痛明显；结缔组织性外痔以结缔组织增生为主，其内血管较少，没有或者很少有静

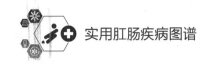

脉曲张，形状大小不一，一般为黑色或黑褐色；静脉曲张性外痔在排便或下蹲等腹压增加时肿物体积增大，并呈暗紫色，便后或经按摩后肿物体积缩小变软。一般无疼痛，仅有坠胀不适感，若便后肿物不缩小，可致周围组织水肿而引起疼痛。有静脉曲张性外痔的患者多伴有内痔。

（三）混合痔的诊断

混合痔是内痔与其相应的外痔血管丛的相互融合。临床表现为大便时滴血或射血，量或多或少，色鲜，便时常有肿物脱出，能自行回纳或须用手法复位，若合并感染则可发生嵌顿肿痛。检查可见多发生于肛门截石位 3、7、11 点位处，以 11 点处最多见，内、外痔相连，无明显分界。

四、鉴别诊断

1. 直肠息肉

痔与本病的共同点是肿物脱出及便血；但本病多见于儿童，脱出物为肉红色，一般为单个，有长蒂，头圆，表面光滑，质地较痔核硬，可活动，容易出血，以便血、滴血为主，多无射血现象。

2. 肛乳头肥大

痔与本病的共同点是肿物脱出；但本病脱出物呈锥形或鼓槌状，灰白色，表面为上皮，质地较硬，一般无便血，常有疼痛或肛门坠胀，过度肥大者便后可脱出肛门外。

3. 肛裂

痔与本病的共同点是便血。但本病是排便时肛门疼痛伴出血，且疼痛呈周期性，便秘时尤甚；局部检查可见肛管部位有明显裂口，多在 6 点或 12 点处。

4. 直肠脱垂

痔与本病的共同点是肛内有物脱出，质地柔软。但本病的脱出呈花瓣状或圆柱状，表面有黏膜皱襞，色淡红，可伴有肛门松弛。

5. 直肠癌

痔与本病的共同点是便血。但本病是粪便中混有脓血，多为暗红色或暗紫色，常伴有黏液或腐臭的分泌物，大便变扁或变细，便次增多，里急后重；指检可触及菜花状块物，或凹凸不平的溃疡，易出血，质地坚硬，不能推动；细胞学检查或病理切片可以确诊。

五、治疗

现代观念认为，"无症状的痔无须治疗，只有合并脱垂、出血、嵌顿和血栓形成时才需要治疗，且治疗的目的在于减轻和消除症状，而非根治"。随着外科技术的进步和理念的更新，最大限度地保肛垫、保齿线、保肛管功能才是治疗痔的前提与根本。

（一）保守治疗

保守治疗适用于早期症状、体征较轻的痔患者，能较好地消除症状。调整饮食结构，摄入足量的液体和膳食纤维，养成良好的排便习惯，如避免紧张、限制排便时间等，对预防痔和痔的非手术治疗有重要意义。

（1）内治法：内治的药物有很多，主要包括中药和西药。

中医将痔分为不同的证型，中药内服时需根据患者的临床表现等辨证论治，调整人体脏腑间的平衡，达到治愈疾病的目的。在临床上地榆、槐角、地黄、黄芩、侧柏叶、当归等药可减轻痔的部分症状，对症状性痔的治疗是有效的。

西药主要包括以下几类：①缓泻剂。主要包括纤维类缓泻剂、刺激性缓泻剂、粪便软化剂、渗透剂。纤维类缓泻剂可缓解痔症状，减少出血，对痔有较好的治疗作用。②静脉活性药物。静脉活性药物是一类由植物提取物或合成化合物组成的异质类药物，可用于治疗急性和慢性痔，其确切的作用机制尚不清楚，但已证明可改善静脉张力，稳定毛细血管通透性和增加淋巴引流。这类药物通常耐受性良好，有少量轻微的不良反应，如头痛、胃肠症状或刺痛感。如纯化微粒化黄酮成分，又名柑橘黄酮片，是最具有代表性的一种静脉活性药物，柑橘黄酮片可快速有效地缓解急性痔患者的所有症状和体征，如出血、疼痛、瘙痒、肛门脱出和里急后重等，且柑橘黄酮片可降低痔的复发率。③镇痛药。非甾体类抗炎药物是常用的镇痛药之一，临床上一般将其用于痔患者的术后镇痛。该类药的特点是起效快，无麻醉性、不产生药物依赖，但可能引起严重胃肠道、肾脏以及心血管不良事件。

（2）外治法：外治法主要为中药膏剂外涂、栓剂纳肛、中药洗剂坐浴、熏洗等，操作简便易行，临床疗效良好。中药熏洗坐浴是中医肛肠外科重要外治法之一，是治

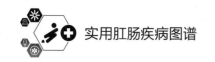

疗痔的传统方法，主要依靠药力和热力直接作用于肛肠病变部位，使该处腠理疏通，气血流畅，从而达到清热燥湿、活血止痛、收敛消肿之功效。传统中医熏洗坐浴常以"苦参五倍子汤加减"为基本方，主要药物为苦参、黄柏、马齿苋、五倍子、芒硝、花椒、石榴皮等，该方具有消炎、消肿、镇痛的功效。适用于急性炎性水肿疼痛患者的治疗。西药外治主要为局部外用药物，主要包括栓剂、软膏和洗剂。齿状线以下的病灶多用软膏，齿状线以上的病灶多用栓剂。

（3）物理疗法：物理疗法主要包括磁疗、针灸疗法、冷冻疗法、激光疗法、红外线凝固法等，这些疗法总体均有一定的效果。

近年来，磁疗被临床医师推荐用于缓解急性发作期症状或痔术后水肿、疼痛等症状的治疗，其原理是磁疗棒在肛管内产生的横向、竖向磁场能改善血液循环障碍，纠正组织缺血、缺氧，促进渗出物吸收，消除炎症。但目前仍缺乏随机对照试验（Randomized Controlled Trial，RCT）的证据。

（二）器械治疗

保守治疗无效的Ⅰ～Ⅲ度内痔患者或者不愿意接受手术治疗的或存在手术禁忌证的Ⅳ度内痔患者，建议采用套扎器套扎法（RBL），也可考虑注射疗法，如消痔灵、芍倍注射液、葡萄糖溶液、氯化钠溶液等。

（三）手术治疗

保守治疗或器械治疗没有取得可接受结果的Ⅰ～Ⅲ期痔患者或愿意接受手术治疗的Ⅳ期痔患者，可考虑手术治疗。手术方式上常用的主要包括外剥内扎术、外剥内扎改良术、吻合器痔上黏膜环切吻合术等，其中最常用的术式为外剥内扎术，临床疗效好，复发率低，但易出现手术愈合时间长，术后易出现疼痛、水肿、大出血等并发症。若切除组织过多，则存在肛门失禁或肛门狭窄的风险。吻合器痔上黏膜环切吻合术，即PPH术在国内近期的疗效得到肯定，但极少数病例存在吻合口狭窄的问题。

（1）痔切除术：传统的痔切除方法主要是外剥内扎术。有开放式和闭合式两种手术类型。开放式外剥内扎术，又称Milligan-Morgan术，该术式的要点是在痔核下皮肤或黏膜处向内做"V"形切口，沿内括约肌表面向上分段剥离到痔核的根部，局部缝合结扎，切除痔组织。闭合式外剥内扎术，方法同开放式，但在切除痔核后间断缝合手术创面，或仅在切口的下方保留部分开放以利于引流。痔切除术适用于Ⅲ～Ⅳ

度内痔、外痔或并有脱垂的混合痔患者。

（2）吻合器痔切除术（SH）：SH是一种利用圆形吻合器经肛门环形切除齿状线近端黏膜下层组织，从而引起肛垫侧移和供血动脉中断的一种手术技术。

（3）经肛痔动脉结扎术（THD）：THD是通过结扎阻断供应痔核的动脉血管，阻断痔供血，从而促使痔组织萎缩并减轻痔脱垂症状。与痔切除术和吻合器痔切除术相比，经肛痔动脉结扎术复发率较高，尤其是对于IV期痔患者，结合黏膜固定术能够降低术后复发率。

（4）特殊痔患者的治疗：

1）血栓性外痔。对于血栓性外痔患者，基本的治疗方法是保守治疗，如果在发病后的72小时内患者出现急性疼痛，应尽早行痔切除术；若发病超过72小时，宜采取保守治疗。

2）痔合并免疫缺陷。对于合并免疫缺陷的痔患者，建议首选保守治疗，保守治疗无效时，建议器械治疗，也可考虑手术治疗。

3）妊娠期、产后早期痔患者。对于患有痔的妊娠期或产后早期的妇女，应优先进行保守治疗，如调整饮食、短期使用柑橘黄酮片或镇痛软膏和栓剂。对于患有痔的妊娠期或产后早期的妇女，当保守治疗无效时，可考虑行痔切除术。

4）痔合并凝血功能障碍。保守治疗应作为痔合并凝血功能障碍患者的主要治疗方式，当保守治疗不成功的痔合并凝血功能障碍患者，可考虑采用注射疗法或经肛痔动脉结扎术或痔切除术，并参考相关指南制定抗凝药物的停药措施。

5）痔合并炎性肠病。痔合并IBD患者应首选保守治疗，缓解期的IBD患者，当合并保守治疗不能缓解痔症状时，可以选择性行痔切除术，痔套扎术或经肛痔动脉结扎术，不建议采用痔固定术。以下手术方法见图3-1～图3-30。

六、预防与调护

应保持大便通畅，养成每天定时排便的习惯，蹲厕时间不宜过长；避免久坐久立，负重远行；保持肛门局部清洁卫生，防止便秘或腹泻的发生；饮食宜清淡，多喝开水，多食蔬菜与水果，忌食辛辣刺激性食物；进行适当的活动和肛门功能锻炼。有痔核脱出时应及时复位，可用热敷卧床休息、外涂润滑剂、提肛等方法。便血量较多时应停止排便，可用棉球填塞压迫止血，出血不止或复位困难者应及时到医院诊治。

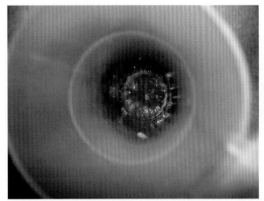

排便时不脱出，肛门镜下观，3、7、11点位黏膜隆起，颜色紫暗

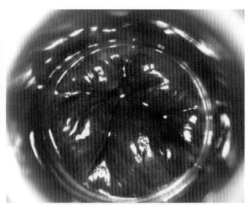

排便时不脱出，肛门镜下观，1、5、7、11点位黏膜隆起，颜色紫暗

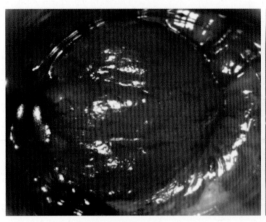

11点位痔核排便时不脱出，肛门镜下观，痔核出血

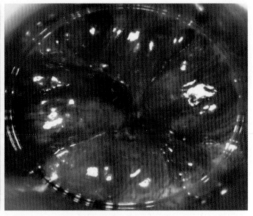

排便时不脱出，肛门镜下观，黏膜颜色紫暗隆起

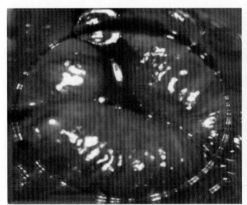

排便时不脱出，肛门镜下观，1、5、11点位黏膜隆起，颜色潮红，痔核出血

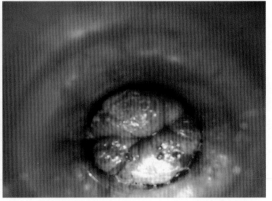

3、7、11点位痔核排便时脱出，可自行回纳，肛门镜下观，痔表面糜烂出血

图3-1 内痔Ⅰ期

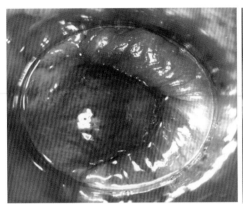
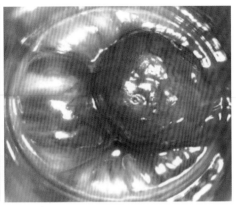

排便时脱出，可自行回纳，肛门镜
下观，11点位痔核静脉迂曲扩张

排便时脱出，可自行回纳，肛门镜
下观，6、12点位痔核迂曲扩张

图 3-2　内痔Ⅱ期

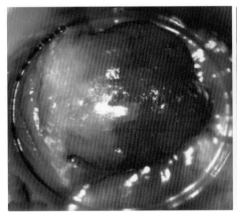
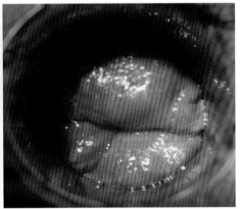

12-6点、7、11点位痔核排便时
脱出，需用手还纳，肛门镜下观

11点位痔核排便时脱出，需用手
还纳，肛门镜下观

图 3-3　内痔Ⅳ期

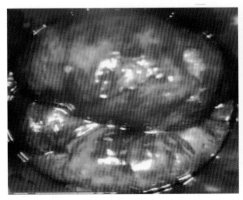
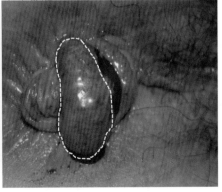

3、9点位痔核排便时脱出，需用手
还纳，肛门镜下观

痔核脱出需用手还纳，静脉曲张性

图 3-4　嵌顿性痔

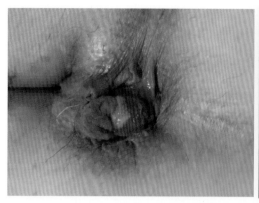

11 点位痔核排便时脱出，需用手还纳

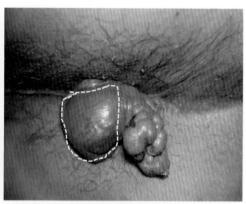

痔核脱出，需用手还纳，静脉曲张性
内痔合并肛乳头瘤

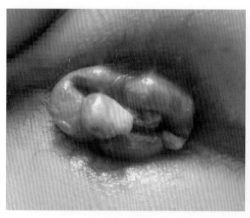

术前
痔核脱出，不能回纳，伴肛乳头肥大

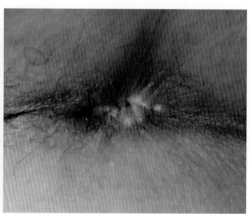

术后

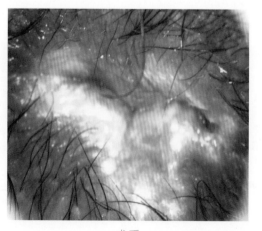

术后
肛门镜下观

图 3-4　嵌顿性痔（续）

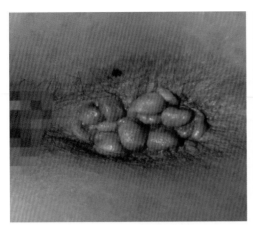

图 3-5 多发炎性外痔

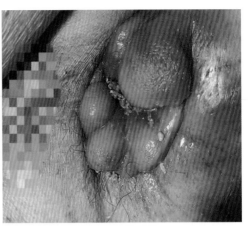

图 3-6 炎性外痔伴粪嵌塞

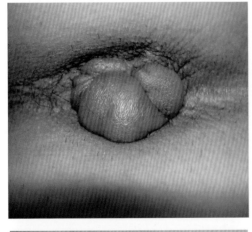

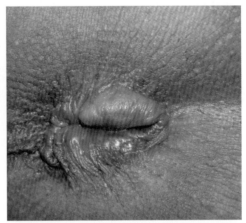

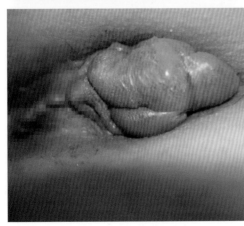

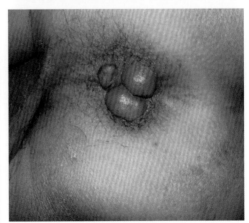

图 3-7 炎性外痔

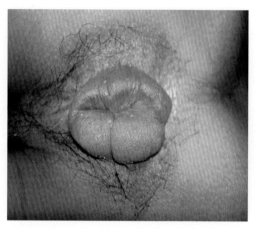

图 3-7　炎性外痔（续）

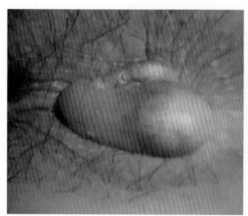

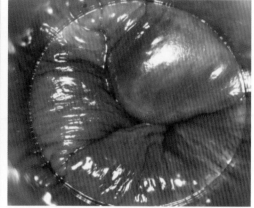

5 点位血栓性外痔

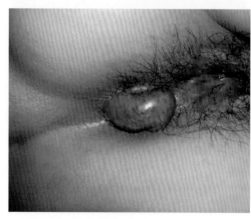

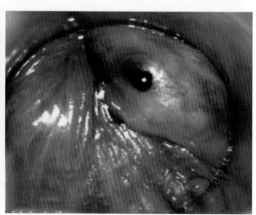

9 点位血栓性外痔

血栓性外痔出血

图 3-8　血栓性外痔

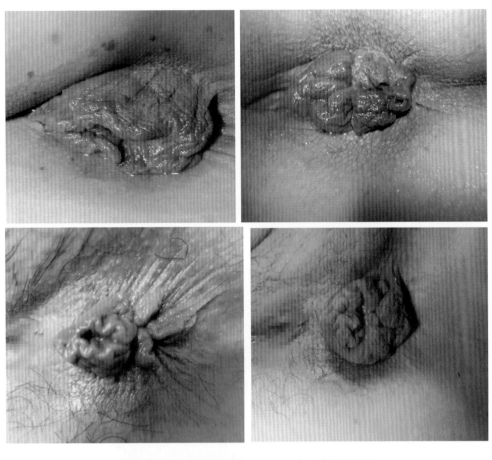

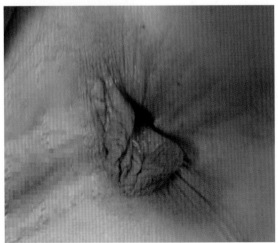

图 3-9　结缔组织外痔

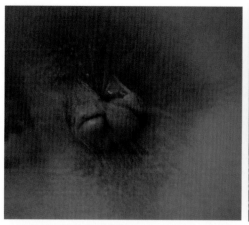

图 3-10 结缔组织外痔、血栓性外痔

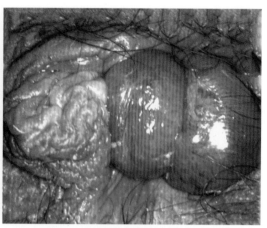

图 3-11 结缔组织性外痔、血栓性
外痔伴内痔脱出

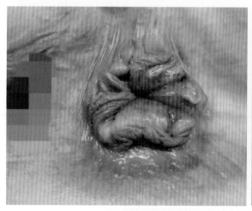

术前（一）

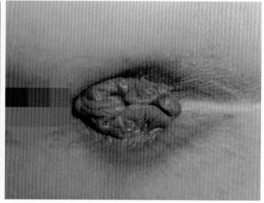

术前（二）

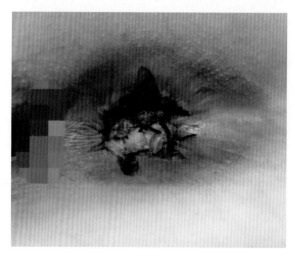

术后

图 3-12 混合痔（一）

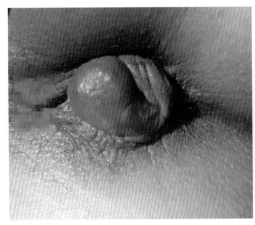
术前

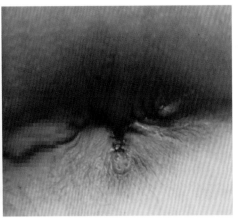
术后

图 3-13 混合痔（二）

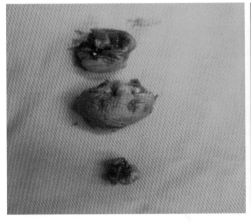

图 3-14 术中混合痔切除组织

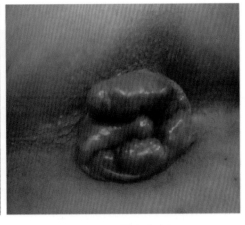

图 3-15 静脉曲张混合痔

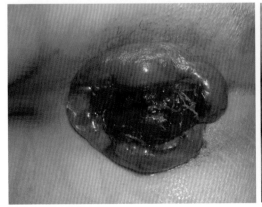

图 3-16 静脉曲张混合痔，内痔
糜烂坏死

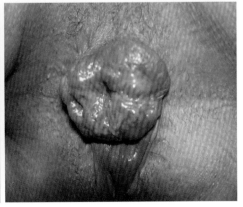

图 3-17 混合痔（三）

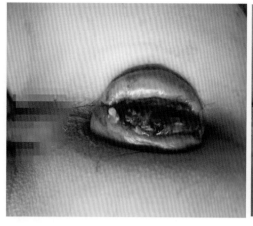

图 3-18　混合痔嵌顿坏死

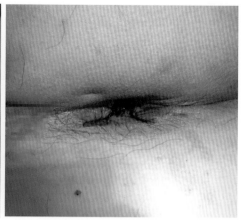

图 3-19　混合痔嵌顿坏死术后

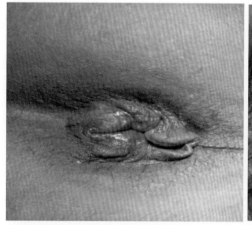

图 3-20　混合痔（四）

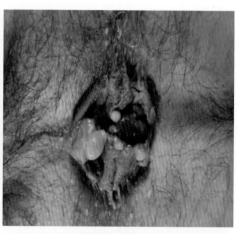

图 3-21　混合痔伴肛乳头肥大

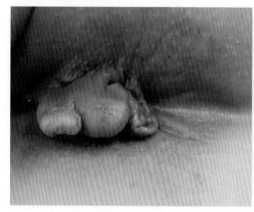

术前

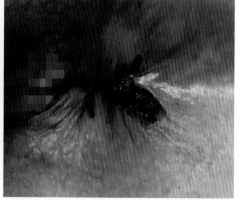

术后

图 3-22　炎性混合痔（一）

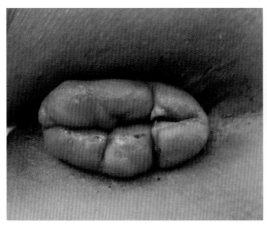

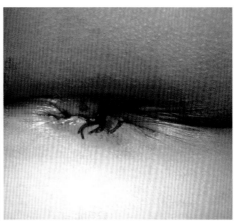

术前 术后

图 3-23 混合痔（五）

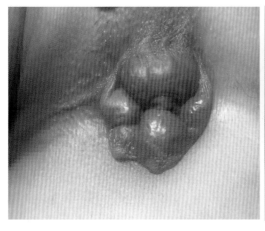

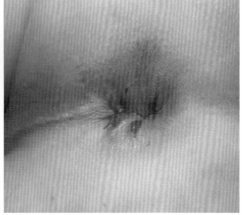

术前 术后

图 3-24 混合痔（六）

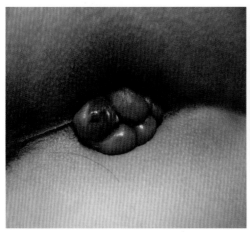

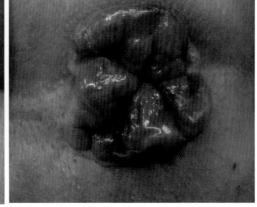

图 3-25 炎性混合痔（二） 图 3-26 混合痔（七）

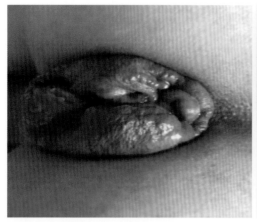

图 3-27　混合痔（八）

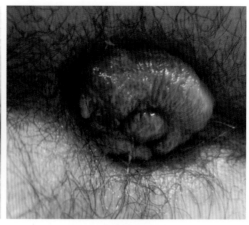

图 3-28　混合痔合并肛乳头瘤

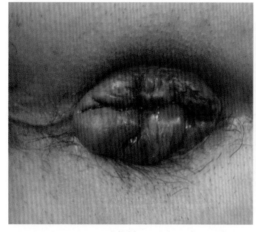

术前

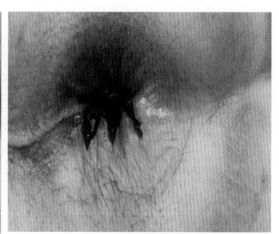

术后

图 3-29　混合痔（九）

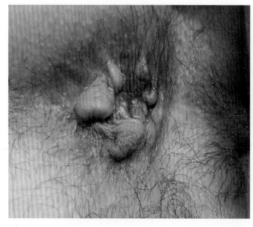

术前

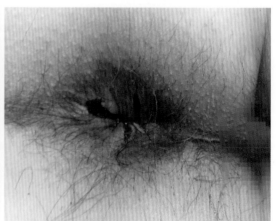

术后

图 3-30　混合痔（十）

第四章
肛隐窝炎

一、概述

肛隐窝炎是肛肠科常见病、多发病，又称肛窦炎、肛门腺炎，指发生在肛门齿状线周围肛瓣、肛窦、肛门腺等的急慢性炎症性疾病，常并发肛乳头炎、肛乳头肥大。临床以肛门处瘙痒、疼痛、灼热、坠胀不适伴血水样或脓样分泌物为主要临床表现。肛隐窝炎是肛周化脓性疾病的重要诱因，因此对肛隐窝炎早期诊断、早期治疗有积极的意义。在中医中，肛隐窝炎无专用的病名，属"肠风""脏毒"等范畴。该病具有病程长，发病缓慢，容易反复发作等特点。肛窦因其特殊的解剖结构和部位，该病感染率极高且迁延难愈，此外，该病与肛周化脓性疾病的产生有直接的关系。据报道，约85%的肛肠病变与肛隐窝发生炎症有关。

二、病因病机

中医认为，本病是由于饮食不节，过食辛辣之物和醇酒厚味之物损伤脾胃，脾失健运，湿热内生，下注肛门所致，或便秘虫扰，肛门受损染毒而成。也可因人体中气不足，脾虚阴亏等导致湿热下注所致，与湿热瘀毒有关。

西医认为，其病因是肛隐窝本身的解剖结构的特殊性导致肛隐窝炎的产生。肛隐窝以漏斗状向上打开，粪便易堆积阻塞及污染。在正常情况下，肛隐窝和肛瓣是闭合的，粪便不容易进入，但如果腹泻痢疾时，肛隐窝内积存稀便并污染的概率则大大增加，从而促使肛隐窝炎的产生；再者，若大便干燥或夹有异物，在排便过程中，易造成肛瓣损伤，此时积存在肛隐窝内的细菌易侵入从而引起感染。

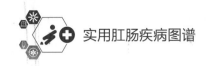

三、诊断

（一）临床表现

自觉肛门不适，伴排便不尽感、肛内异物感、肛内灼热感和下坠感，排便时可感觉肛门疼痛，一般不甚剧烈，数分钟内可消失。若括约肌受刺激致挛缩则疼痛加剧，常可出现不排便时的短时间阵发性刺痛，并波及臀部和股后侧。急性期常伴便秘，粪便表面带少许黏液，或于粪便前流出，有时混有血丝。若并发肛乳头肥大，并从肛门脱出，可使肛门潮湿瘙痒。

（二）体征

肛门指检可发现肛门口紧缩感，肛内有灼热感，肛隐窝病变处有明显压痛、硬结或凹陷，或可触及肿大、压痛的肛乳头。

（三）辅助检查

肛门镜可见肛隐窝及肛瓣充血、水肿、肛乳头肥大，肛隐窝口有红色肉芽肿胀或有少许脓性分泌物。用探针探查肛隐窝时，可见肛隐窝变深，或有少量脓液排出（图4-1 ~ 图4-3）。

（四）实验室检查

血常规：白细胞总数正常或轻度增高，局部炎症较重者白细胞计数可明显升高。
病原学检查：通过肛隐窝局部分泌物培养，可以了解引起感染的致病菌。

四、鉴别诊断

1. 肛裂

疼痛的时间长，有特殊的疼痛周期和疼痛间歇期。检查时可见肛管有纵行裂口。

2. 直肠息肉

若并发肛乳头肥大时，需与直肠息肉相鉴别。直肠息肉在齿状线以上的直肠黏膜，色鲜红或紫红，易出血。

3. 肛门直肠神经官能症

本病是以肛门直肠异常感觉为主诉的神经系统功能性疾病。患者常伴有内心恐惧、失望、悲观等不良情绪。主诉症状在体检时无相应的阳性体征，实验室检查为阴性。

五、治疗

本病应积极治疗肛隐窝的感染病灶，对预防肛周化脓性疾病的形成有重要意义。可先采取保守治疗，当保守治疗无效或有并发症时，即采用手术治疗。

（一）分型论治

肛隐窝炎可分为湿热下注证、热毒蕴结证和阴虚内热证，分别给予止痛如神汤加减、五味消毒饮加减、凉血地黄汤加减。

（二）中成药

可给予马应龙麝香痔疮膏、九华膏、肛泰软膏、肤痔清软膏、马应龙麝香痔疮栓、普济痔疮栓、牛黄痔清栓等。

（三）中药熏洗

苦参汤熏洗等。

（四）保留灌肠疗法

复方黄柏液等灌肠。

（五）针灸疗法

肛窦炎患者可针灸长强、次髎、承山、大肠俞等穴。

（六）物理疗法

采用微波治疗仪。

（七）西药治疗

在肛隐窝炎的早期给予抗感染治疗。肛隐窝炎一般为大肠杆菌感染，也有变形杆菌、结核杆菌等感染，一般根据细菌的不同选择不同的抗菌药物。

（八）手术治疗

适应证：单纯肛隐窝炎或成脓者，或有隐性瘘管者，非手术治疗无效者，肛隐窝炎伴肛乳头肥大者，可采用手术治疗。

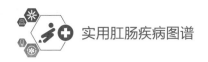

手术方式：主要包括切开引流术和切除术。

六、预防与调护

应保持大便通畅及肛门清洁，及时治疗慢性肠炎、便秘及腹泻等，适当锻炼，保持良好的心态；治疗期间患者应饮食清淡，少食肥甘厚腻之品，禁烟酒及辛辣、刺激、油腻之品，多食水果、蔬菜等。

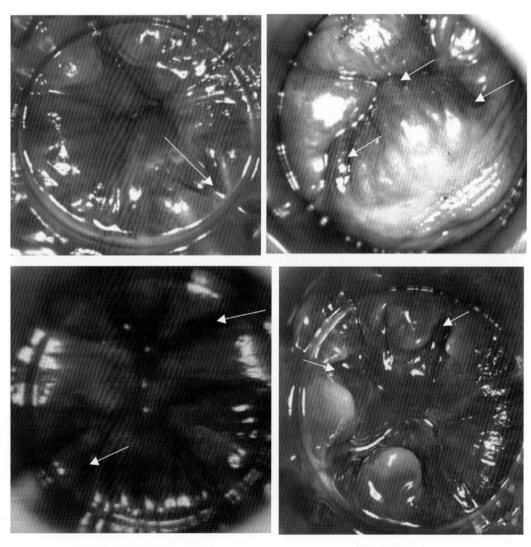

肛门镜下可见深大肛隐窝　　　　　　　　　　伴肛乳头肥大

图 4-1　肛隐窝炎

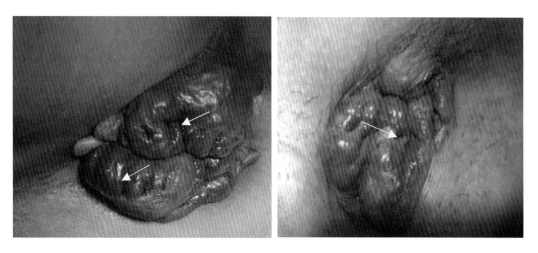

图 4-2　混合痔、肛隐窝炎、肛乳头肥大

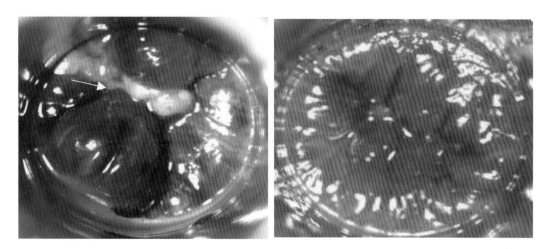

图 4-3　内痔、肛隐窝炎

第五章
肛周脓肿

一、概述

肛周脓肿又称肛管直肠周围脓肿，是发生在肛管直肠周围组织及其间隙的急、慢性化脓性感染疾病。本病发病急骤，疼痛剧烈，或有发热甚至高热，在手术引流或自行溃口后转变为肛瘘。

发病表现因感染部位深浅而有所不同。肛提肌以上间隙感染者位置深，腔隙大，故全身感染症状明显，局部肿胀疼痛表现轻微，肛门周围多无异常，肛内指诊可有压痛甚至隆起及波动感；肛提肌以下感染者位置浅，肛门局部肿胀疼痛明显，而全身感染症状轻。

本病可发生于任何年龄，青壮年居多，男性尤为多发，男女发病比例约为 4：1。

本病相当于中医的肛痈，因发病部位不同有不同称谓，如脏毒、悬痈、坐马痈、跨马痈、穿裆发等。

二、病因病机

中医认为气血壅滞不通为本病的基本病机。其中有虚实之分，因于实者，多由嗜食辛辣醇酒、肥甘厚味，湿浊不化而成；因于虚者，多由肺脾肾亏虚，湿热乘虚而下，或病后体虚而发。

西医认为主要由肛窦炎及肛腺感染所致。因肛窦开口向上，肛腺感染后由肛腺导管逆行侵入内、外括约肌间，后沿纤维间隔扩散至各间隙。

三、诊断

（一）临床表现

本病的临床特点表现为肛门周围疼痛、肿胀、坠胀不适、肛门局部包块，可伴有相应的全身症状，如恶寒发热、食欲减退、大便秘结、小便赤等。一般单纯、低位脓肿局部症状较重。肛提肌以下间隙脓肿，病变部位较浅，局部疼痛、肿胀症状较为明显，全身症状较轻；肛提肌以上间隙脓肿，脓肿发生部位比较深，局部疼痛症状相对轻，仅表现为下坠、憋胀感，但发热、寒战等全身症状较为明显。

（二）诊断与分类

1. 肛周皮下脓肿

属于最表浅的脓肿，发生于肛缘皮下间隙，以后侧和两侧居多。感染途径是肛窦和肛缘皮肤，病灶多局限，很少向周围蔓延。内口在病灶相对应的齿线位置。局限性红肿，疼痛明显，压痛，触之有波动感，但很少发热。

2. 肛管后间隙脓肿

位于肛门后侧，分深浅两层，浅层和肛周皮下间隙相通，深层通向两侧坐骨直肠窝。感染途径是齿线后侧肛窦和肛门后侧裂口。内口多在后正中齿线位置。发病后易向两侧蔓延，疼痛明显，发热或不发热，局部红肿明显。

3. 坐骨直肠窝脓肿

脓肿位于坐骨直肠间隙，感染可通过肛管后间隙波及对侧，形成后马蹄形脓肿。感染途径基本都是肛窦，内口位置有两种可能，一是和病灶相对应位置，一是后正中。患者有周身不适、发热寒战、体温升高等全身中毒症状。局部见肛门一侧肿胀、发红、灼痛、跳痛、压痛、坐卧不安，活动和排便时痛加重，有排尿困难等。

4. 骨盆直肠窝脓肿

位于直肠下端的两侧，左右各一，下面对应的坐骨直肠间隙，属于高位脓肿。感染途径是肛窦，内口多位于后正中齿线，发病后有可能借道直肠后间隙向对侧蔓延，也可能向下蔓延至坐骨直肠间隙。患者全身症状重，先寒战高热，周身疲倦，严重者可有败血症的中毒症状。局部症状轻，仅有直肠下坠感、酸痛或不适的表现，亦可发生排尿困难。

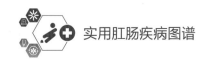

5. 直肠后间隙脓肿

位于直肠后侧，细菌感染途径是肛窦，内口在后正中齿线处，发病后如不及时治疗容易向两侧骨盆直肠间隙蔓延，形成高位马蹄形脓肿和肛瘘。但局部症状主要表现为尾骶腰部酸胀坠痛，向背部及两侧大腿放射，尾骨有压痛，患者不能端坐。

6. 直肠黏膜下脓肿

位于直肠下端黏膜下，前后左右均可发生，细菌入侵途径是肛窦，病灶多局限，也很少向周围蔓延，内口多数和病灶在同一位置。局部以直肠刺激症状为主，有里急后重，下坠，便次多或便意感等，指诊可触及直肠下端柔软隆起。

7. 括约肌间间隙脓肿

位于内外括约肌之间，是众多肛周感染的原发部位。其内口没有确定部位，但以后正中齿线位为多，蔓延方向也不定。疼痛明显，早期红肿不明显，肛门可松弛，广泛压痛。以上详见图 5-1 ~ 图 5-11。

（三）辅助检查

1. 一般检查

白细胞计数可反映感染程度；术中脓液细菌培养可为选择敏感抗生素提供依据。

2. CT

可了解脓肿位置、范围大小、深浅、与周围组织的关系，亦可提供鉴别诊断依据。

3. 直肠腔内超声

可判断脓肿位置、范围大小、与周围肌肉组织的关系，有时可发现初期小脓肿甚至识别脓肿内口。

四、鉴别诊断

1. 骶前囊肿及骶前畸胎瘤感染

骶前囊肿易与肛管后脓肿混淆，肛后小凹是骶前囊肿的重要体征。较小的畸胎瘤与直肠后脓肿早期症状相似，指诊可发现直肠后肿块，光滑、分叶、无明显压痛，有囊性感；CT 及磁共振检查往往可见光滑囊性边界。

2. 结核性脓肿

骶髂关节结核、耻骨坐骨支结核易误诊为肛周脓肿。因结核性脓肿病程长，起病初期往往没有明显的炎性症状，伴有全身症状，炎症与肛门无关。

3. 坏死性筋膜炎

坏死性筋膜炎为肛周细菌感染浅筋膜，致大面积浅筋膜组织坏死，发病急、范围广、进展快，前可波及阴囊部，上可及胸背部，下可达膝。

五、治疗

（一）非手术治疗

（1）抗生素治疗：选用对革兰氏阳性杆菌有效的抗生素。

（2）温水坐浴。

（3）局部理疗。

（4）口服缓泻剂或外用液状石蜡减轻排便时疼痛。

（二）手术治疗

重在早期手术切开引流，可控制感染并减少肛瘘形成。一次性切除术应注意术中切口位置、方向，并保证引流通畅，减少复发。

1. 抽脓减压

局部消毒，用20mL注射器从脓肿最薄弱处刺入脓腔，抽取脓液，边抽边上下移动针头，直至无脓可抽。本方法可以暂时减轻脓腔张力，缓解疼痛，适用于临时应急处理，但不能代替手术。

2. 切开排脓

局部麻醉下，从脓腔最薄弱部位，切开小口排脓，术后用甲硝唑冲洗脓腔，并放置引流条。本方法属于暂时性应急处理，或是二次手术疗法的第一次手术，不能代替根治性手术，术后大多形成肛瘘，待瘘管形成，内口明确，再行根治性手术。

3. 根治性手术

①低位脓肿：一次切开法。②马蹄脓肿：切开加旷置。③高位脓肿：一次切开挂线法。浅部脓肿可行放射状切口，深部脓肿应行弧形切口，术中应切开原发性肛隐窝（即内口），防止形成肛瘘。术后常规坐浴、换药。

（三）中医中药治疗

应根据辨证情况对证施治，初期多毒热炽盛，当清热解毒；脓成则解毒透脓；日

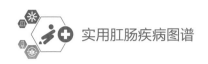

久则正虚，阴虚毒恋者，养阴清热解毒，正虚邪伏者则益气补血、脱毒敛疮；痰湿凝结者燥湿化痰消肿。外治初期多用清热消肿止痛药物，脓成多用透脓药及箍围药，溃破后多用祛腐药，脓尽用生肌敛疮药。

六、预防与调护

（1）忌食辛辣、油炸、肥甘厚味醇酒等食物，预防便秘与腹泻。

（2）注意肛门局部卫生，适当锻炼，增强抵抗力。

（3）积极治疗肠炎、肛裂、肛窦炎等肛门直肠疾病，以防形成脓肿。

（4）如有肛门坠胀、疼痛不适、肛门分泌物等，及时就医。

（5）患病后应注意休息，少活动，配合治疗。

肛周脓肿外观：

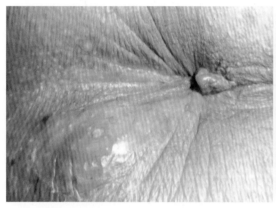

左后方皮肤焮红肿胀高突

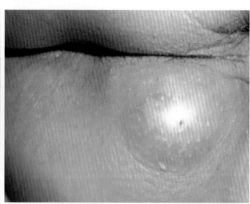

左前侧肿物，按压有波动

图 5-1　肛周皮下脓肿

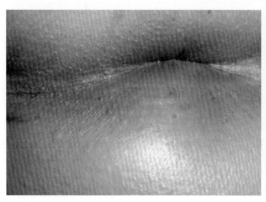

右侧肛周肿硬，压痛明显

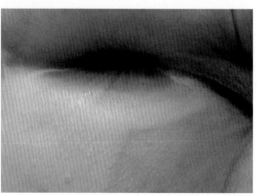

右前侧坐骨直肠间隙感染

图 5-2　坐骨直肠间隙脓肿

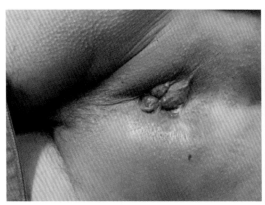

图 5-3 右侧肛周皮肤红肿高突

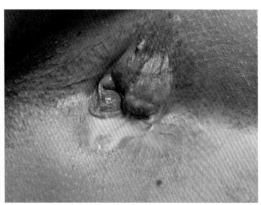

图 5-4 按压脓液自肛门溢出

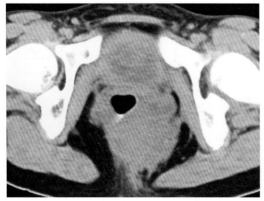

图 5-5 左后侧坐骨结节脓肿

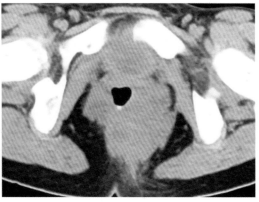

图 5-6 经直肠后间隙波及对侧

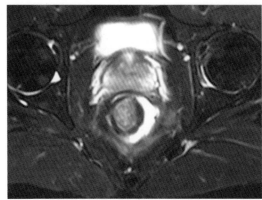

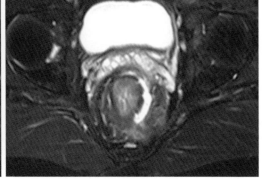

图 5-7 左侧黏膜下脓肿

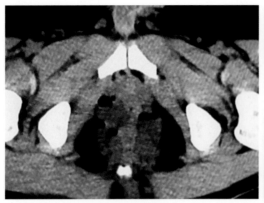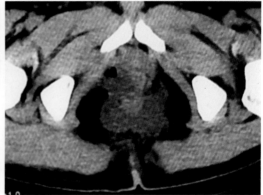

图 5-8　环肛周脓肿

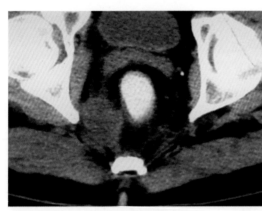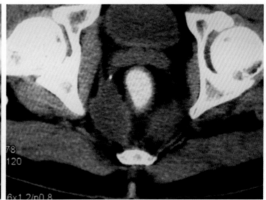

右肛提肌感染　　　　　　　　　　　　　　　　左右两侧肛提肌感染

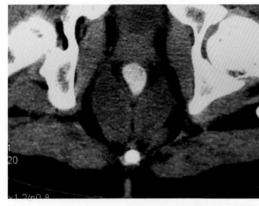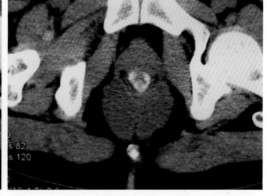

脓腔在后位贯通（一）　　　　　　　　　　　　脓腔在后位贯通（二）

图 5-9　高位蹄状形脓肿

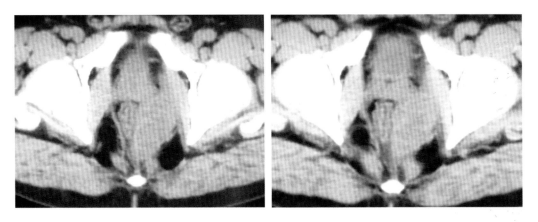

图 5-10 左侧骨盆直肠间隙脓肿

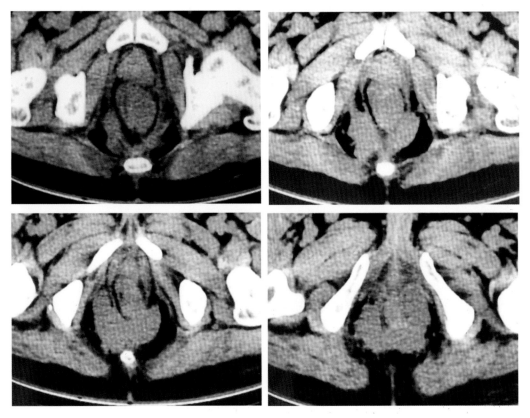

图 5-11 马蹄形脓肿

第六章
肛　瘘

一、概述

肛瘘又称肛管直肠瘘，是因肛管、直肠周围间隙感染、损伤等因素致肛管直肠与肛周皮肤相通的通道。因本病大多由肛窦感染引起，通常表现为肛周脓肿与肛瘘反复发作，多有脓肿自行溃破或切开引流史。临床表现为肛门周围硬结，局部反复破溃流脓，伴有疼痛、潮湿、瘙痒等症状。肛瘘静止期因内口闭合，局部炎症消散，常无症状或轻微不适；慢性活动期因感染物不断从内口进入或因感染引流不畅而出现溢脓、肛门潮湿、瘙痒等症状；急性炎症期因外口闭合或引流不畅，脓液积聚，可有局部疼痛、发热等症状，破溃切开引流后可稍缓解。本病可发生于任何年龄，婴幼儿亦可见，以20~40岁青壮年居多，男女比例为（5~6）：1。本病相当于中医的肛漏、痔瘘。

二、病因病机

中医认为本病多由肛漏溃后湿热余毒未尽，久不敛口；或痨虫内蚀，肺脾肾脏亏损；或因肛裂日久染毒所致。

西医认为肛周脓肿与肛瘘是肛周间隙化脓性感染的前后两个阶段，急性期为肛周脓肿，慢性期为肛瘘。肛周脓肿经肛周皮肤或肛管直肠黏膜破溃，或经切开排脓，脓腔因引流而缩小，脓腔壁结缔组织增生，形成或直或弯的管道，即为肛瘘。

三、诊断

（一）临床表现

有间断性肛周瘘管外口溢出脓血为主要症状，外口愈合后瘘管内脓肿形成，可有疼痛或不适，分泌物刺激致肛周皮肤潮湿、瘙痒等表现。

（二）专科检查

可通过肛周视诊发现瘘管外口，指诊可触及皮肤黏膜下条索状硬结，在内口处有轻度压痛，少数可扪及硬结或凹陷，部分瘘管肛门镜下可见到齿线上下充血肿胀的黏膜或因炎症刺激而变硬的肛窦，即是瘘管内口。有时因肛瘘处于静止期，瘘管走行及内口不易判断，可用探针检查，通过外口插入管道，以明确瘘管的位置、走行及内口所在。此法一般在手术时麻醉下进行，如操作不当或不熟悉此法，可能会造成假道形成。或将亚甲蓝染色剂由肛瘘外口推入，可判断内口位置，便于术中判断瘘管走行。

（三）辅助检查

1. 直肠腔内超声

对括约肌间瘘有时有确诊价值，可判断瘘管走行、位置、分支、方向、深度等。

2. 瘘管造影

自外口注入30%～40%碘油，X线摄片可观察瘘管分布，多用于高位复杂性肛瘘及马蹄形肛瘘的诊断。

3. MRI检查

目前认为MRI检查对确诊肛瘘位置有极高的准确性。临床正确使用MRI不仅可以提高手术成功率，而且可监测复杂性肛瘘是否完全愈合。

4. 病理检查与脓液细菌检查

疑似结核性肛瘘者，反复发作、久治不愈，可于术前或术中留取脓液进行细菌培养及病理学检查协助诊断。

以上详见图6-1～图6-13。

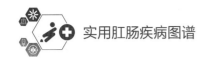
四、鉴别诊断

1. 化脓性汗腺炎

该病是皮肤及皮下组织慢性炎症性疾病，其病变范围较大，呈弥漫性或结节状，局部隆起变硬，色素沉着，常有多个窦道，不与直肠相通。

2. 骶前畸胎瘤

该病为先天性疾病，发病多于 20～30 岁，囊肿较大者可在肛内指诊下发现直肠后肿块，光滑、分叶、无明显压痛，有囊性感，囊腔内多有黏液，一般不与肛内相通；CT 及磁共振检查往往可见光滑囊性边界，术中可见腔内有毛发、牙齿等内容物，病理检查可确诊。

3. 肛门会阴部坏死性筋膜炎

本病为肛周细菌感染浅筋膜，致大面积浅筋膜组织坏死，有的可以形成瘘管，发病急、范围广、进展快。

五、治疗

肛瘘一旦形成，一般无自愈可能，手术治疗是唯一的治愈性手段。手术的原则是将瘘管切开或切除，使其成为开放的创面，从而达到逐渐愈合的目的。

（一）药物治疗

肛瘘有间歇期和发作期。间歇期会完全没有症状，这时可以不用药。发作期出现流脓、红肿、疼痛等症状，如果不能马上手术，也可以采取药物治疗暂时缓解症状。

（1）外治：用消肿止痛洗剂坐浴，外涂金黄膏。

（2）使用抗生素：急性感染发作期或有全身感染者，可在医生指导下使用抗生素治疗。但长期使用易产生耐药性以及副作用，效果不显著。

（3）中药内服：用萆薢渗湿汤加化毒除湿汤加减，伴发热用仙方活命饮。

（二）手术治疗

手术成败关键在于准确寻找到内口，将内口及瘘管切开或切除，清除感染的瘘管及腔内容物，并尽可能减轻对肛门括约肌的损伤。根据位置高低及复杂程度可选用瘘管切除术、瘘管切开术及挂线术等。

（1）肛瘘切开术：肛瘘最经典与最主流术式，90% 以上低位肛瘘的治疗采用此方法。

（2）瘘管剔除术：对瘘管完全粘连、较细的低位肛瘘，探针无法探入，可以采用剔除术。

（3）挂线术：适用于高位肛瘘。挂线术是目前国内外治疗高位肛瘘的最主要方法。以线代刀行慢切割，在切断肛瘘管壁的同时，造成断端的炎症粘连，防止回缩，可以适当起到保护肛门功能的作用。但缺点是，疼痛明显，尤其是还需要二次紧线，疗程相对较长。

（4）主灶切开支管旷置术：适用于各种复杂性肛瘘。操作时首先要对主灶进行定位，内口和肛管处的瘘管采取直接切开。对外口行扩创。打通外口与主灶间的瘘管，并放置引流条或引流管。

（5）置管或挂线引流：对高位瘘或多瘘管的复杂瘘，为了防止病情加重或蔓延，可以在瘘管内放置引流管或引流条，每天药物冲洗，虽不能根治，但可以控制病情。

（6）瘘管填塞术：考虑到切开和剔除术都会断开瘘管经过的肛门括约肌，尝试采取一些特殊生物材料来填塞瘘管，可以不伤及肛门肌肉而治愈肛瘘。这些材料包括纤维蛋白胶、用冻干猪小肠黏膜下层脱细胞基质制作的生物修复栓等。本方法应用条件非常苛刻，适用于瘘管完整、畅通，内外口清晰的低位瘘。术后填塞剂流出或出现感染，治疗将失败。目前尚不能作为一种替代疗法在临床广泛应用。

（7）Lift 术：即括约肌间瘘管结扎术，可用于低位瘘的治疗，优点是不切开瘘管，但治愈率低。作为对保肛术式的一种探索，无肛门失禁风险。

（三）中医中药治疗

应根据辨证情况对证施治，湿热下注者当清热利湿；正虚邪恋者当托里透脓；阴液亏虚者当养阴清热。外治法：熏洗时可选用清热解毒、行气活血、消肿止痛敛疮生肌等药物治疗；敷药时可选用油膏或掺药等消炎止痛，促进脓肿消散，或穿破引流、祛腐生肌等；冲洗则将脓腔或瘘管冲洗干净，使引流通畅，达到控制感染、促进生长的目的。

六、预防与调护

（1）保持肛门清洁，养成良好的卫生习惯。

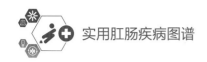
（2）发现有肛门脓肿应及早切开排脓，以防止后遗肛瘘。

（3）确诊肛瘘应尽早治疗，避免外口堵塞至脓液积聚，引发新瘘管。

（4）术后应仔细换药，防止创口假性愈合等情况，降低复发率。

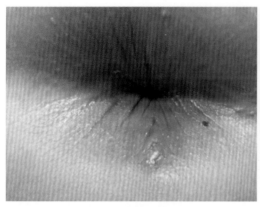

图 6-1 低位单纯性肛瘘
截石位 3 点位可见肛瘘外口

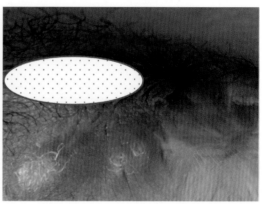

图 6-2 低位复杂性肛瘘
截石位 10、11 点位可见肛瘘外口

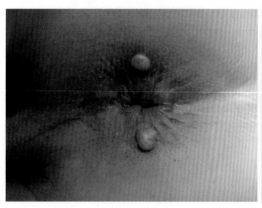

图 6-3 复杂性肛瘘
截石位 3、9 点位可见肛瘘外口

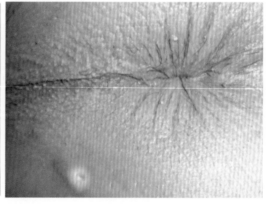

图 6-4 高位单纯性肛瘘
截石位 11 点位可见肛瘘外口

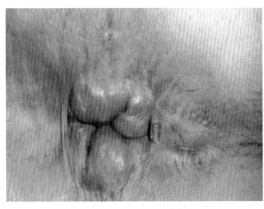

截石位 9 点位可见肛瘘外口

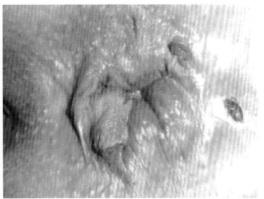

截石位 6 点位可见肛瘘外口

图 6-5　肛瘘合并混合痔

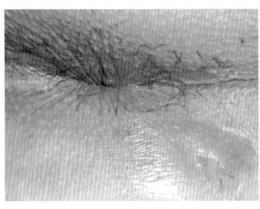
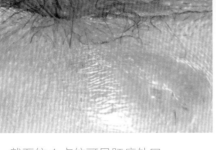

截石位 1 点位可见肛瘘外口

截石位 2 点位可见肛瘘外口

图 6-6　肛瘘

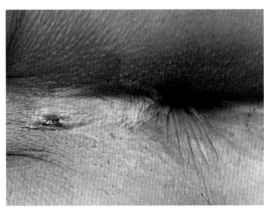
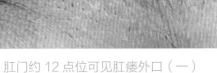

肛门约 12 点位可见肛瘘外口（一）

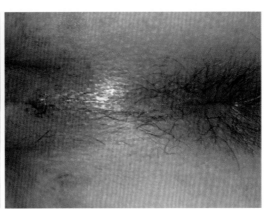

肛门约 12 点位可见肛瘘外口（二）

图 6-7　海底瘘

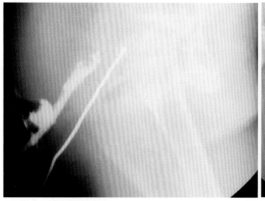

直肠右后壁窦道（一）　　　　　　　　直肠右后壁窦道（二）

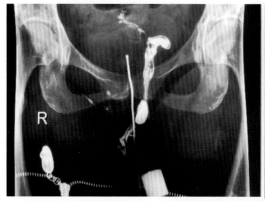
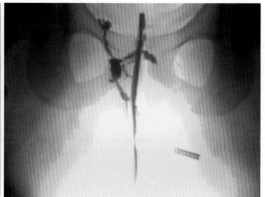

高位复杂性肛瘘（一）　　　　　　　　高位复杂性肛瘘（二）

图 6-8　瘘管造影

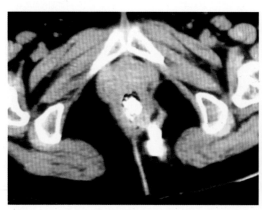
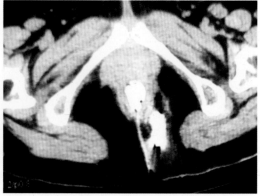

肛门左后壁窦道　　　　　　　　　　肛门左后壁窦道与肛门相通

图 6-9　直肠肛管 CT

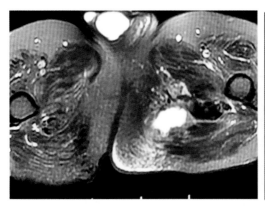

图 6-10 肛管 MRI
肛门左侧窦道

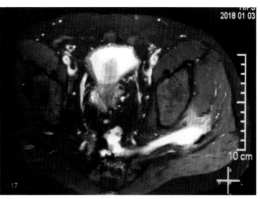

图 6-11 盆腔 MRI
高位穿臀瘘

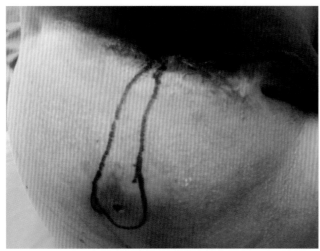

图 6-12 高位肛瘘

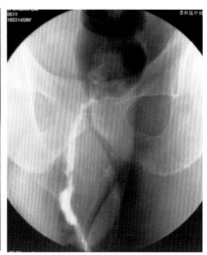

图 6-13 高位肛瘘瘘管造影

第七章
肛　裂

一、概述

肛裂 (anal fissure) 是齿状线以下肛管移行皮肤全层破裂形成纵行梭形的慢性溃疡。其方向与肛管纵轴平行，长 0.5～1cm，呈梭形或椭圆形，愈合困难，是中青年人产生肛门疼痛的主要原因。多发于青壮年，老人和儿童较少。本病归属于中医"钩肠痔"范畴。

二、病因病机

中医认为本病多因阴虚津液不足或热结肠燥，而致大便干结，肤裂伤，湿热阻，染毒而成。《医宗金鉴·外科心法要诀》曰："肛门围绕，折纹破裂，便结者，火燥也。"由于过食辛辣、炙煿之品，实热内生，热结肠腑；或久病体弱，阴血亏虚，津液不足，肠失濡润，粪便秘结，粪便粗硬，排便努挣，擦破肛门皮肤，复染邪毒，长久不愈，形成慢性溃疡。

西医认为，肛裂的发生与解剖、外伤、感染及肛管狭窄、精神等因素有关。

三、诊断

肛裂多有便秘史，在诊断时应结合病史、临床表现及专科检查共同诊断。

（一）临床表现

肛裂主要有三大主要症状，即疼痛、便血、便秘。但随着病情的发展，可伴有肛门潮湿、肛门瘙痒甚至引起全身症状，严重影响着患者的日常生活、工作及学习等。

（二）专科检查

（1）肛门视诊中出现裂口新鲜、色红、底浅、边缘柔软或呈棱形，为急性肛裂；而色白、底深、边缘不整齐、质硬则是慢性肛裂的表现。

（2）肛门指诊中手指在肛管内摸到边缘稍有突起的纵行裂口，以及裂口边缘隆起肥厚、坚硬，可有肥大的肛乳头、肛管狭窄甚至伴有脓性分泌物，可诊断为肛裂合并感染。

（3）肛门镜检查中见到裂口处呈椭圆形或梭形溃疡，即可诊断为肛裂。以上详见图 7-1 ~ 图 7-7。

四、鉴别诊断

1.肛管结核性溃疡

常在肛管两侧，溃疡形状不规则、边缘潜行不整齐，底部呈暗灰色，可见干酪样坏死组织，有脓性分泌物，疼痛不明显，无裂痔。多有全身结核病史，分泌物可培养出结核菌，活检可确诊。

2.肛门皲裂

常由肛门湿疹、肛门瘙痒、皮炎等搔破后所致，肛周皮肤革化后发生，裂口多发，位置不定，一般表浅，仅限于皮下，疼痛轻，出血少，瘙痒明显，无溃疡、裂痔、肛乳头炎等并发症，冬季加重，夏季较轻。

3.克罗恩病

肛管溃疡，肛管任何部位均可发生，形状不规则，底深边缘潜行，常并发肛瘘。同时伴有贫血、腹痛、腹泻、间歇性低热和体重减轻等克罗恩病症状。

4.肛管皮肤癌

溃疡形状不规则，边缘隆起坚硬，底部凹凸不平，表面覆盖坏死组织，有特殊臭味，如侵及括约肌则肛门松弛或失禁，持续性疼痛，活检可确诊。

5.软下疳

有多个溃疡，质软、边缘潜行，底部有灰色坏死组织，伴有少量脓性分泌物，肛痛明显，排便时尤甚。双侧淋巴结肿大，阴茎或阴唇同时有溃疡，溃疡刮片检可发现软下疳杆菌。

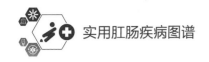

6. 梅毒性溃疡

又称硬下疳，溃疡色红、无痛，底部灰色，呈圆形或梭形，常发生在两侧，质硬，边缘突起，双侧淋巴结肿大，常有少量脓性分泌物，涂片检查可见梅毒螺旋体。

五、治疗

肛裂的治疗原则应以纠正便秘、止痛和促进溃疡愈合为目的。早期肛裂一般采用保守治疗即可治愈，而陈旧性肛裂必须采用手术治疗才能彻底治愈。

（一）手术治疗

1. 肛门扩张术

肛门扩张术适用于没有前哨痔及其他并发症的早期肛裂。本法简单易行，无严重并发症和痛苦，目前临床上广泛采用。但若扩肛不到位，达不到治疗目的，术后复发率高。

2. 肛裂挂线术

此术适用于伴有潜行性瘘道的肛裂患者。术后容易出现橡皮筋结扎不紧，长时间不脱导致肛周皮肤过敏，出现潮湿、瘙痒等并发症。

3. 肛裂切除术

此术适用于Ⅱ～Ⅳ度的肛裂患者，能一次性根治，具有创面引流良好、复发率低等优点。

4. 纵切横缝术

此术适用于Ⅱ～Ⅳ度的肛裂患者，特点是恢复快。

5. 括约肌切断术

此术以切断部分括约肌肌束来消除或减轻括约肌痉挛，从而达到治疗的目的，但容易合并感染等并发症。

6. 皮瓣移植术

此术操作复杂，恢复快，但不易成功，临床上应用不多，且术后容易出现感染或皮下脓肿等并发症。

（二）内治

润燥通便为主，用凉血地黄汤合脾约麻仁丸；若阴虚内热而致便秘者，宜清热润肠，宜润肠汤。也可用一些缓泻剂缓解便秘症状，包括胃肠舒、蓖麻油等，是肛裂保守治疗的基本用药，但服用缓泻剂的时间不宜过长，同时需要通过饮食调理和定时排便来保持大便通畅。

（三）外治

1. 早期肛裂

可予生肌玉红膏或黄连膏外敷。每日便后用 1∶5 000 高锰酸钾溶液坐浴，促进血液循环，保持局部清洁，减轻刺激。

2. 陈旧性肛裂

①先用 5% 石炭酸甘油涂擦患处，后用酒精擦去，或用七三丹等药祛腐后，改用黄连膏外敷。②封闭疗法，于长强穴用 0.5% ～ 1% 普鲁卡因 5 ～ 10mL 做扇形注射，隔日 1 次，5 次为 1 个疗程；亦可于裂口基底部注入长效止痛液（亚甲蓝 0.2g、盐酸普鲁卡因 2g，加水至 100mL，过滤消毒）3 ～ 5mL，每周 1 次。

六、预防与调护

本病经过规范的治疗一般可治愈，后遗症及并发症较少发生。平时要注意培养良好的排便习惯，多食瓜果蔬菜，保持大便通畅。

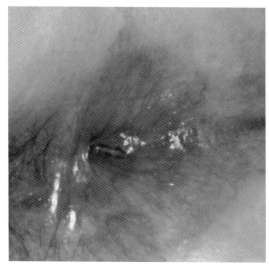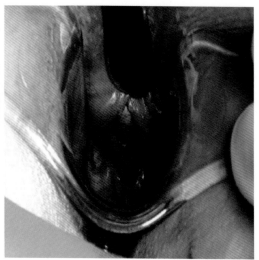

图 7-1 早期肛裂，肛管后方裂口新鲜　　　　图 7-2 陈旧性肛裂，裂口深达肌层

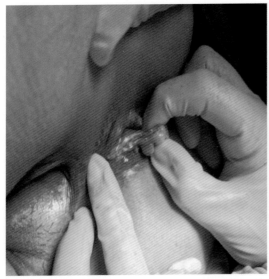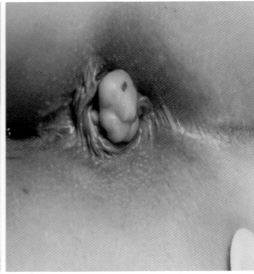

图7-3　陈旧性肛裂伴有肛乳头瘤

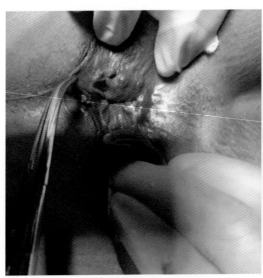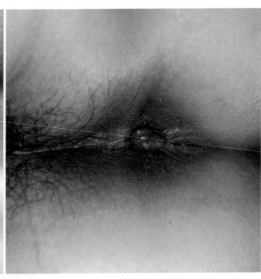

图 7-4　陈旧性多发肛裂　　　　　图 7-5　陈旧性肛裂感染伴混合痔

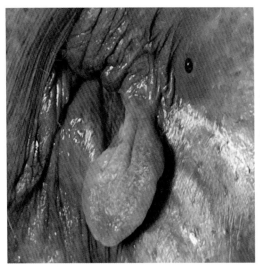

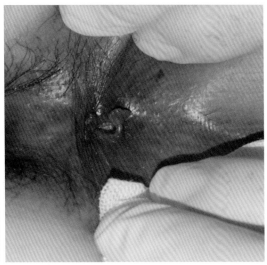

图 7-6　陈旧性肛裂伴混合痔　　　　　　　图 7-7　陈旧性肛裂伴赘皮外痔

第八章
肛乳头瘤

一、概述

肛乳头瘤 (anal papilloma) 是指肛乳头长期受到粪便或慢性炎症等的刺激而增大、变硬，脱出于肛门外，属于常见的肛门直肠良性肿瘤，可分为单发性肛乳头瘤和多发性肛乳头瘤。多见于青壮年，女性发病率高于男性。本病归属于中医"悬珠痔"范畴。

二、病因病机

中医认为多由饮食不节，过食辛辣厚味之品，致湿热下注，热毒内结；或肠燥便秘，虫积骚扰，肛门破损感受湿热毒邪所致；或阴虚内热，气虚下陷，使肛门气血失和，邪气内聚，脉络瘀阻，发为肿块。故本病的病理性质总属本虚标实，一般初期多为湿热下注，热毒内壅以邪实为主，久之气阴两伤，转以正虚为主。

西医认为，肛乳头瘤的主要病因是肛管处受到粪便、外伤、慢性炎症刺激出现感染，还与肛乳头的解剖结构有关。

三、诊断

肛乳头瘤患者多有肛窦炎病史，在诊断时应结合病史、临床表现及专科检查共同诊断。

（一）临床表现

肛乳头瘤典型临床表现，即便后肛门有物脱出，伴有排便不尽感，里急后重。肛门瘙痒，或肛门肿痛。

（二）专科检查

（1）肛门指诊中在齿状线处可触及活动性硬结。

（2）肛门镜检查中镜下可见灰白色呈珊瑚状有蒂肿物。详见图 8-1 ~ 图 8-6。

（三）辅助检查

1. 便常规及培养

检查有无大便隐血，是否合并细菌感染。

2. 病理诊断

组织学证实为炎性组织或纤维瘤。

四、鉴别诊断

1. 直肠息肉

直肠息肉是指直肠黏膜表面向肠腔突出的隆起性病变，一般无症状，息肉过大会出现腹痛、便血，无排便不尽感和便后疼痛等，通过肛门镜可与肛乳头瘤鉴别。

2. 肛裂

常引起肛周剧痛。肛裂最常见的部位是肛门的前后正中，以后正中为多。慢性肛裂由于病程长和反复发作，裂口上端的肛门瓣和肛乳头水肿，造成肛乳头肥大。

3. 肛窦炎

排便时肛门疼痛，伴有肛门异物感、不适和肛管下坠感及肛门脓性分泌物，通过肛门镜可与肛乳头瘤鉴别。

五、治疗

肛乳头瘤以手术治疗为主，对于轻症患者可采取保守治疗；保守治疗无效，症状明显，影响生活者，可行手术治疗。

（一）非手术疗法

（1）熏洗疗法：用苦参汤或五倍子汤加减，先熏后洗，每日 1 ~ 2 次。

（2）药栓疗法：熏洗后将痔疮宁栓或九华痔疮栓纳入肛内，每日 1 ~ 2 次，每次 1 粒。

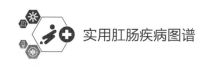

（3）灌肠疗法：用熏洗灌肠液或复方芩柏颗粒剂保留灌肠，每日1次。

（4）便秘服麻子仁丸或液状石蜡；大便次数增多服黄连素片。

（二）手术治疗

1. 冷冻疗法

在肛门镜的引导下，将冷冻的探头对准瘤体，将其冷冻消融。瘤体由于冷冻的原因导致组织变性，液化坏死脱落，达到治愈的目的。这种治疗方法在治疗肛乳头瘤时不容易控制冷冻的范围，有可能会损伤正常的肛管组织，造成水肿和疼痛。

2. 电灼法

对肛门部局部麻醉，采用高频电灼探头按压在瘤体根部，对瘤体进行彻底灼烧。该疗法优点是操作方便，但是术后患者较疼痛。

3. 肥大性肛乳头结扎术

通过阻断血液供应使其自然坏死脱落，术后一般不再复发，适用于肛乳头肥大、蒂部粗大者。肛乳头肥大结扎术，操作简便，疗效可靠。

4. 肛乳头瘤切除术

暴露肛管及肛乳头瘤，用止血钳于基底部钳夹，钳下沿肛管纵行贯穿缝扎后切除肛乳头瘤。

六、 预防与调护

（1）避免诱因，养成良好的卫生习惯，保持肛门干燥清洁，避免肛门炎症、外伤，积极治疗原发病。

（2）肛乳头瘤患者应养成良好的饮食习惯，增加纤维性食物的摄入，减少辛辣刺激性食物的摄入，保证充足的饮水量，保证大便通畅。

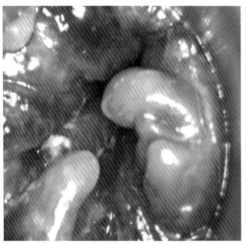

图8-1 肛乳头瘤（肛门镜下观）

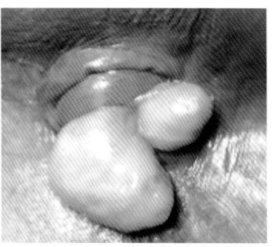

图8-2 多发肛乳头瘤（脱出）

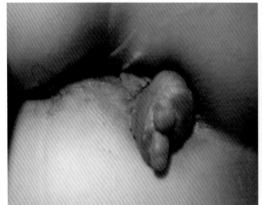

图8-3 多发肛乳头瘤伴内痔（脱出）

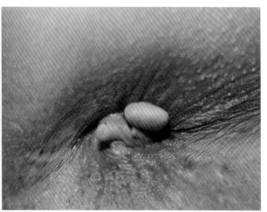

图8-4 肛乳头瘤伴外痔（脱出）

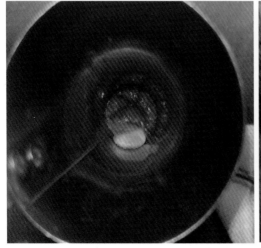

图8-5 肛乳头瘤伴内痔（肛门镜下观）

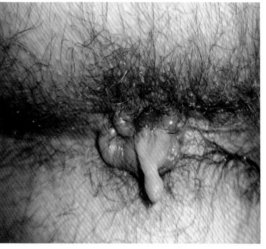

图8-6 肛乳头瘤伴内痔（脱出）

第九章
直肠脱垂

一、概述

直肠脱垂是肛管、直肠黏膜、直肠全层，甚至部分乙状结肠向下移位脱出肛门之外的一种疾病。其临床特点是直肠黏膜及直肠反复脱出肛门外，伴有肛门松弛。直肠脱垂在肛肠疾病中发病率占 0.4％ ~ 2.1％，多见于儿童及老年人，儿童直肠脱垂多为黏膜脱垂，通常 5 岁前可自愈。本病中医称"脱肛"，其病名首见于《神农本草经》，古代文献又称"人州出""脱肛痔""盘肠痔""截肠痔""重叠痔"等。

二、病因病机

中医认为该病多因气血不足，气虚下陷，不能固摄，以致肛管直肠向外脱出。如小儿稚嫩，气血未旺；年老体衰，气血双亏；妇人经产，耗伤气血；劳倦过度，久病体弱；久泻久痢，大肠虚冷等诸多因素均可导致气血不足，中气下陷，肛门失于固摄而发病。

西医认为一方面腹压增加时，直肠前壁随凹陷的加深向下滑动，逐渐脱出肛门外。另一方面直肠和乙状结肠连接处出现肠套叠，反复肠套叠导致直肠向下移位，直肠脱垂于肛门外。

三、诊断

（一）临床表现

直肠黏膜或直肠反复脱出，伴有肛门松弛，肛周分泌物增加，肛门坠胀是本病的主要症状。初起便时脱出，便后可自行缩回，继则反复脱出，脱出物逐渐增大，脱出后则不能自行还纳，需要卧床或手助其复位。

直肠脱垂可分为三度：①Ⅰ度脱垂。为直肠黏膜脱出，脱出物淡红色，长不超过3～5cm，触之柔软，无弹性，不易出血，便后可自行回纳。②Ⅱ度脱垂。为直肠全层脱出，脱出物长5～10cm，呈圆锥状，淡红色，表面为环状而有层次的黏膜皱襞，触之较厚，有弹性，肛门松弛，便后有时需用手回复。③Ⅲ度脱垂。直肠及部分乙状结肠脱出，长达10cm以上，呈圆柱形，触之很厚，肛门松弛无力。反复直肠脱垂会导致肛门括约肌慢性损伤，不能自主控制大便，形成肛门失禁，50%～75%的患者常出现此症状。便秘是导致直肠脱垂的原因之一，也可因直肠脱垂而出现或加重。直肠脱垂初期一般无出血症状，反复脱出后黏膜瘀血、水肿、增厚，可引起黏液血便或表现为大便时肛门滴血、粪便带血或便纸带血，出血量一般较少。脱垂导致的直肠黏膜压迫，瘀血水肿可引发肛门坠胀感和排便不尽感，加之黏液分泌过多，刺激皮肤，可产生湿疹，出现瘙痒、疼痛等症状。详见图9-1～图9-9。

（二）专科检查

视诊是检查直肠脱垂最基本也是最简单的检查方式，检查时患者需下蹲后用力屏气，使直肠脱出。可在肛门处看见圆形、表面光滑的红色肿物，脱垂程度不同，其外观也有差别，部分脱垂可见圆形、红色、表面光滑的肿物，黏膜皱襞呈放射状；脱出长度一般不超过3cm；指检仅触及两层折叠的黏膜；若为完全性直肠脱垂，表面黏膜有"同心环"皱襞；脱出较长，脱出部分为两层肠壁折叠，触诊较厚；当肛管并未脱垂时，肛门与脱出肠管之间有环状深沟。

直肠指诊时感到肛门括约肌收缩无力。患者用力收缩时，仅略有收缩感觉。

肛门镜检查可直接观察直肠黏膜状况，可辅助鉴别直肠脱垂与环状痔和直肠息肉。

排便造影检查，对诊断直肠内脱垂有重要价值，漏斗征、锯齿征、宝塔征是直肠内脱垂在排粪造影X线片上的特异性征象。

四、鉴别诊断

1. 内痔

痔核脱出多位于截石位3、7、11点位齿状线水平，颜色暗红或青紫，呈颗粒状，各痔核间有明显的分界，便时可见血色鲜红，可滴血或喷血。而直肠脱垂的脱出物是

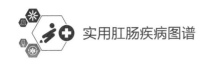

直肠黏膜，呈环状，有明显的黏膜皱襞，色淡红，无出血，指诊时可有肛门括约肌松弛。

2.肠套叠

直肠脱垂的实质虽然是一种肠套叠，但和一般的肠套叠不同。肠套叠有严重的腹痛，但直肠脱垂腹痛极少见，二者鉴别主要在套叠部位不同和有无严重腹痛，一般肠套叠发生部位较高，而直肠脱垂则发生在直肠与乙状结肠交界处，部位相对比较低。

五、治疗

直肠脱垂的治疗依年龄、脱垂严重程度的不同而不同，治疗目的主要是消除直肠脱垂的诱发因素。幼儿直肠脱垂以保守治疗为主，即随着小儿的生长发育，骶骨弯曲度的形成，直肠脱垂将逐渐消失。成人的黏膜脱垂多采用硬化剂注射治疗，完全性直肠脱垂则以手术治疗为主。

（一）一般治疗

养成良好的排便习惯，纠正便秘，应注意缩短排便时间，便后立即复位，防止水肿、嵌顿。积极治疗便秘、咳嗽等引起腹压增高的病症，以避免加重脱垂程度和手术治疗后复发。可每天进行提肛运动锻炼肛门括约肌功能，防止脱垂。坐浴熏洗，减轻局部瘙痒症状。

（二）硬化剂注射治疗

将硬化剂注射到脱垂部位的黏膜下层内，或骨盆直肠间隙与直肠后间隙，使黏膜与肌层、直肠与周围组织产生无菌性炎症，粘连固定。常用硬化剂为消痔灵注射液、芍倍注射液等。该治疗方法对儿童与老人疗效尚好，成年人容易复发，不适合Ⅲ度直肠脱垂的患者。

（三）手术治疗

成人完全性直肠脱垂的手术方法很多，据不完全统计，有300余种，各有优缺点和不同的复发率。手术途径有四种：经腹部、经会阴、经腹会阴和经骶部，前两种途径应用较多。

经腹部手术直肠悬吊固定术治疗直肠脱垂疗效肯定。术中游离直肠后，可通过多种方法将直肠、乙状结肠固定在周围组织上，主要为骶前两侧的组织上，注意勿损伤周围神经及骶前静脉丛；可同时缝合松弛的盆底筋膜、肛提肌，切除冗长的乙状结肠、直肠。

经会阴手术操作安全，但存在一定复发率。手术方式包括注射疗法、Altemeir术、Delorme术等。可将脱出的直肠甚至乙状结肠自肛门直接切除缝合。直肠黏膜脱垂可采用痔上环形切除术切除脱垂黏膜。年老、体质虚弱者可简单地行肛门环缩术，即用金属线或涤纶带在皮下环绕肛门，2～3个月后取出皮下埋置物，使肛门缩紧以阻止直肠脱垂。

（四）腹腔镜手术

腹腔镜治疗直肠脱垂多采取直肠固定术，具有手术损伤小、患者痛苦少、术后恢复快、并发症少等优点。

六、预防与调护

保持大便通畅，多食瓜果蔬菜；避免负重远行；积极治疗慢性腹泻、便秘、咳嗽等病症，防止腹压过度增高；妇女分娩和产后要充分休息；脱肛后，应及时治疗，防止发展到严重程度。

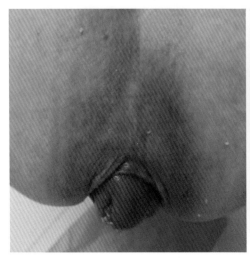

图 9-1 ∣度直肠脱垂

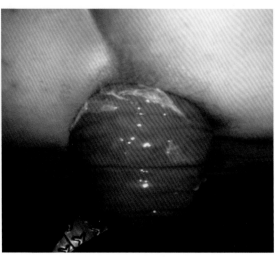

图 9-2 ∥度直肠脱垂

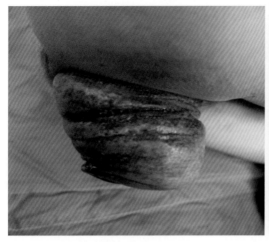

图 9-3　Ⅲ度直肠脱垂（一）

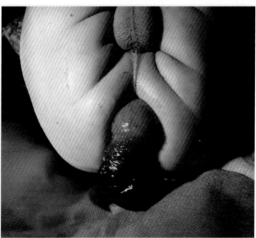

图 9-4　婴儿直肠乙状结肠脱垂伴嵌顿

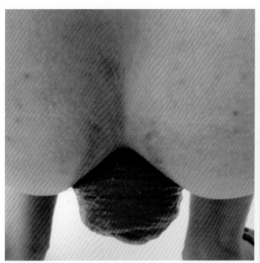

图 9-5　直肠脱垂合并小肠脱出

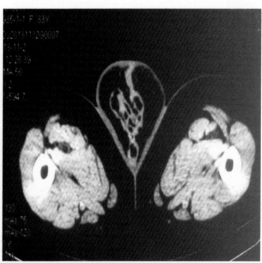

图 9-6　直肠脱垂合并小肠脱出 MRI

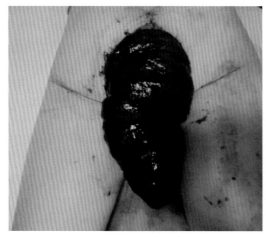

图 9-7　Ⅲ度直肠脱垂（二）

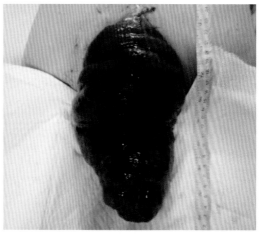

图 9-8　Ⅲ度直肠脱垂

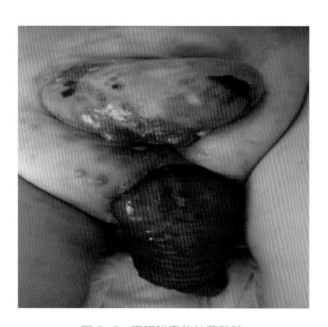

图 9-9　直肠脱垂伴外置膀胱

第十章
结直肠息肉

一、概述

结直肠息肉是指发生于结直肠黏膜上的赘生物，是一种常见的结直肠良性肿瘤。按病理可分为：腺瘤样息肉、炎性息肉、错构瘤型息肉、增生性息肉、类癌等。凡从黏膜表面突出到肠腔的息肉状病变，在未确定病理性质前均称为息肉。临床上息肉可为单个或多个，该病的发病率呈逐年上升趋势。目前对于结直肠息肉的发病原因尚不清楚，统计表明80％的结直肠癌由腺瘤样息肉发展而来，而腺瘤性息肉占全部结直肠息肉的1/2 ~ 2/3。结直肠息肉中医可称为"息肉痔""悬胆痔""垂珠痔""樱桃痔"等。

二、病因病机

中医认为本病多因湿热下注大肠，以致肠道气机不利，经络阻滞，瘀血浊气凝聚而成。

西医认为结肠息肉的发生，可能与长期炎症刺激或遗传相关。结直肠黏膜在长期慢性炎症如肠道病原菌感染、炎性肠病等刺激下可以导致黏膜的异常增生。再者某些息肉病与遗传因素相关，如家族性遗传性息肉病、Peutz- Jeghers 综合征等，两者均为常染色体显性遗传性疾病。

三、诊断

（一）临床表现

结直肠息肉以便血较多见，尤以绒毛状息肉和幼年性息肉多见，血常附于大便表面，鲜红色，以间断少量出血为主，严重时可造成贫血。儿童期无痛性便血，以大肠息肉引起者多见。继发炎症感染可伴多量黏液或黏液血便，可有里急后重，便秘或便次增多。部分绒毛状息肉可有大量黏液排出，分泌亢进，引起水泻，可造成电解质和蛋白质的丢失。较大息肉可引起肠套叠，以致肠梗阻造成腹痛。长蒂或位置近肛者可有息肉脱出肛门，此种症状小儿较多见。少数患者可有腹部闷胀不适，隐痛或腹痛症状。

（二）专科检查

直肠指诊可触及低位息肉，多适用于儿童低位息肉，可触及圆形、柔软、带蒂肿物，表面光滑，指套上有血和血性黏液。内镜检查可根据临床需要选用直肠镜、乙状结肠镜或纤维结肠镜检查，以确定息肉的部位、大小、数目，或取活组织做病理检查。

四、鉴别诊断

1.痔疮

两者均可出现便血、脱出症状，但痔疮多为手纸染血、滴血或者喷射状出血，出血量多，便后肿物脱出，色紫暗，表面糜烂，基底部宽大，无蒂。而直肠息肉出血多见于附于大便表面，一般量少，便时肿物脱出，带蒂，质较硬，色鲜红。

2.直肠癌

大便习惯改变，大便变细、变扁，便时出血，色暗红，带有黏液，里急后重，直肠指检可触及质硬、高低不平的肿物。临床大多数直肠癌均由腺瘤性息肉演变而来，发现直肠肿物行病理学检查可予以明确诊断。

3.肛乳头肥大

发生在齿状线肛窦部附近，常单个发生，质较硬，呈灰白色，光面光滑，多无便血，组织病理学检查可以明确性质。

五、治疗

结直肠息肉的治疗主要以手术治疗为主，根据息肉的大小、数目、并发症和病理性质决定治疗方案。临床上一般使用结肠镜下摘除息肉，极少部分需要开放手术治疗。根据病情辅以中药内服。详见图 10-1 ～ 图 10-15。

六、预防与调护

　　饮食宜清淡、禁咸辣，予以滋润清肠通便饮食，增加纤维素的摄取，减少油脂食物摄取；增加体育锻炼，肥胖者适当减重；定期复查，积极治疗便秘、腹泻等肠道疾病。

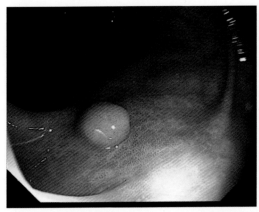

图 10-1　横结肠管状腺瘤

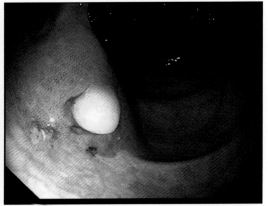

图 10-2　注射药物使黏膜分离、防止出血

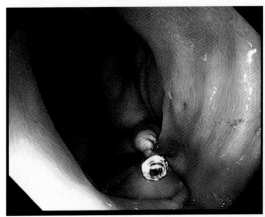

图 10-3　套扎切除法

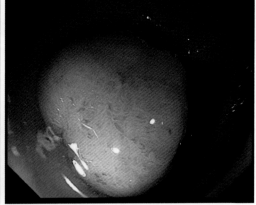

图 10-4　乙状结肠绒毛管状腺瘤

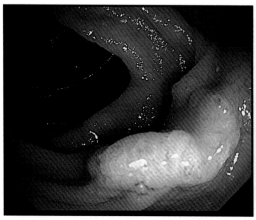

图 10-5 升结肠绒毛管状腺瘤

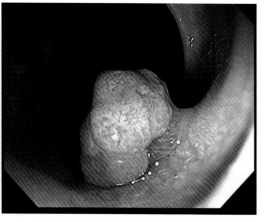

图 10-6 幼年性息肉

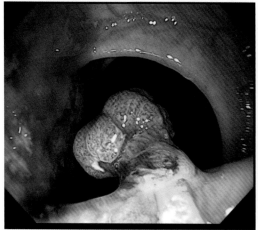

图 10-7 幼年性息肉（注射药物使黏膜分
离、防止出血）

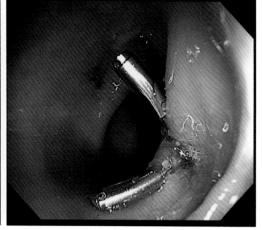

图 10-8 幼年性息肉（套扎切除法）

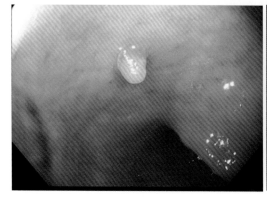

图 10-9 直肠炎性息肉

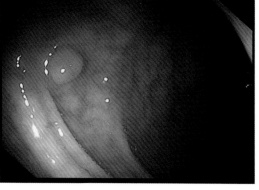

图 10-10 乙状结肠炎性息肉（一）

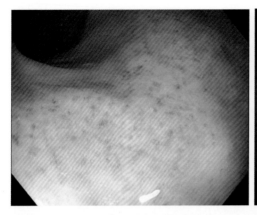

图 10-11　乙状结肠炎性息肉（二）

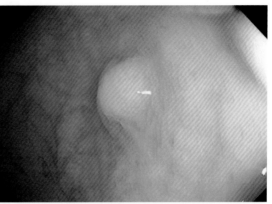

图 10-12　肝曲增生性息肉

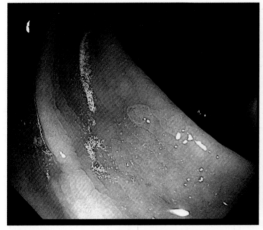

图 10-13　直肠增生性息肉（一）

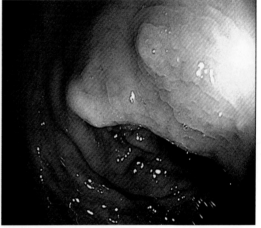

图 10-14　直肠增生性息肉（二）

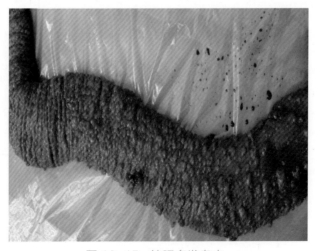

图 10-15　结肠多发息肉

第十一章
肛周湿疹

一、概述

肛周湿疹是一种常见的非传染性皮肤病，病变多局限于肛门周围皮肤，亦偶有蔓延至臀部、会阴及阴蒂，局部可出现红疹、红斑、糜烂、渗出、结痂、脱屑。病程长，肛门周围皮肤常增厚，颜色灰白或暗红、粗糙，以致发生皲裂、渗出、瘙痒，反复发作，任何年龄均可发病。中医称之为浸淫疮、血风疮等。

二、病因病机

中医认为本病多由风、湿、热邪客于肌肤，或因食积虫扰，饮食伤脾，脾失健运，湿热蕴结；或血虚生风或外受风邪侵袭，充于腠理，湿热与风邪相搏结，浸淫肌肤而发病。

西医认为本病病因复杂，大致可将病因归纳为外部因素与内部因素。外部因素，如肛肠疾病分泌物的刺激；创伤，摩擦，经常穿非棉质内裤；对食物中的鱼、虾、蟹等过敏；局部环境湿热等都可引发肛周湿疹。内部因素，如遗传、精神因素与自主神经功能紊乱以及消化系统功能障碍等皆为此病诱因。

三、诊断

根据病变形态的多形性、弥散性，分布对称，渗出瘙痒，界线不清及病程长，反复发作的特点，无须特殊检查，即可诊断。

临床表现：局限于肛门周围皮肤，少数可累及会阴部。奇痒难忍，常潮湿，皮肤浸润肥厚，可发生皲裂。详见图 11-1 ~ 图 11-3。

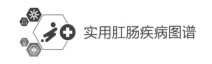

1. 急性湿疹

急性期皮疹为多数密集的粟粒大的小丘疹、丘疱疹或小水疱，基底潮红。由于搔抓，皮损可呈明显点状渗出及小糜烂面，病变中心往往较重，而逐渐向周围蔓延，外周又有散在丘疹、丘疱疹，故境界不清。当合并有感染时，则炎症可更明显，并形成脓疱，脓液渗出或结黄绿色或污褐色痂。还可合并毛囊炎、疖、局部淋巴结炎等。

2. 亚急性湿疹

当急性湿疹炎症减轻之后，或急性期未及时适当处理，拖延时间较久而发生亚急性湿疹。皮损以小丘疹、鳞屑和结痂为主，仅有少数丘疱疹或小水疱及糜烂，也可有轻度浸润，自觉仍有剧烈瘙痒。

3. 慢性湿疹

因急性、亚急性湿疹反复发作不愈演变而成慢性肛周湿疹，也可开始即呈现慢性炎症。患处皮肤浸润增厚，变成暗红色及色素沉着，表面粗糙，覆以少许糠秕样鳞屑，或因抓破而结痂，个别有不同程度的苔藓样变，具局限性，边缘也较清楚，外周也可有丘疹、丘疱疹散在，当急性发作时可有明显渗液。自觉症状也有明显瘙痒，常呈阵发。因皮肤失去正常弹性加上活动较多，可产生皲裂而致皮损部有疼痛感。病程不定，易复发，经久不愈。

四、鉴别诊断

1. 肛门瘙痒症

肛门瘙痒症常以肛门发痒为主要症状，无渗出、糜烂，搔抓皮肤破损后，继发渗出、出血、糜烂。

2. 接触性皮炎

有明显的接触物刺激病史，皮疹仅限于接触部位，形态单一，水疱大，边界清楚，去除病因后，皮炎消退较快，很少复发。

3. 肛周神经性皮炎

肛门皮肤瘙痒，后出现扁平丘疹，有苔藓样变，淡褐色，干燥而坚实，病变部位可延至骶尾部、会阴及阴囊。

五、治疗

1. 中医治疗

急性期以清热利湿为主，慢性期以养血祛风为主。

2. 脱敏疗法

可用抗组胺药物如苯海拉明、氯苯那敏等，或静脉注射 10% 葡萄糖酸钙或 5% 溴化钙，严重者可使用类固醇皮质激素，尚有自血疗法、组织疗法、封闭疗法，均可酌情采用。

3. 外治法

局部外用免疫调节剂（如他克莫司软膏、吡美莫司乳膏）有很好效果，可减少糖皮质激素长期应用而引起的不良反应。

六、预防与调护

肛周湿疹容易反复发作，生活中应尽量避免外界各种物质的刺激，如不穿化纤类过紧的内裤，禁用有皮肤刺激的沐浴液、肥皂等；易过敏体质的人禁食鱼、虾、蟹、甲鱼等食物。

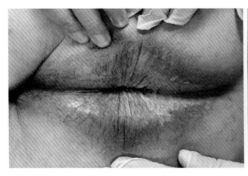

图 11-1 肛周慢性湿疹

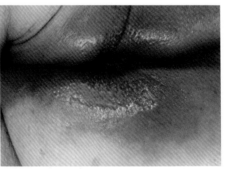

图 11-2 肛周皮肤糜烂，渗出

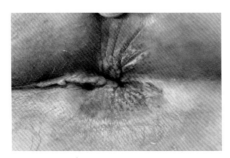

图 11-3 痔疮术后肛周湿疹

第十二章
肛门瘙痒症

一、概述

肛门瘙痒症是一种常见的局限性神经机能障碍性皮肤病。一般只限于肛门周围，有的可蔓延到会阴、外阴或阴囊后方。本病多发于20～40岁青壮年，男性多于女性。相当于中医的痒风、谷道痒。

二、病因病机

中医认为本病可由脏腑虚弱，血虚生风，湿热下注等内因所致，也可因风邪、湿邪、热邪、虫蚀等外因所致，或由风邪乘虚侵袭，内外合邪所致。

西医认为本病与过敏反应、肛周疾病、精神紧张、不良卫生习惯等因素有关。

三、诊断

根据典型的肛门瘙痒史，结合临床症状、体征，对本病不难诊断（图12-1）。此外还应进行全身体检，有针对性地做必要的实验室检查，如血、尿、大便常规，肝、肾功能，尿糖、血糖、糖耐量试验及活组织和涂片等检查。

四、鉴别诊断

1. 肛周湿疹

见第十一章相关内容。

2. 蛲虫病

蛲虫病主要症状是肛门周围奇痒，夜间更甚，患儿烦躁、睡眠不安，或用手搔抓解痒，严重的可引起肛周发炎或并发其他皮肤病及失眠、遗尿等病症。

五、治疗

1. 非手术疗法

（1）内治法：原发性肛门瘙痒尽可能除去病因，继发性肛门瘙痒及时治疗原发病。可选用抗组胺类药物如氯苯那敏（扑尔敏）、苯海拉明；对围绝经期及老年重症，女性可用己烯雌酚，男性用丙酸睾酮；真菌感染者口服制霉菌素；蛲虫用扑蛲灵，滴虫用甲硝唑。

（2）外治法：外搽止痒剂、熏洗剂，紫外线或红外线灯照射等。

2. 手术疗法

包括瘙痒皮肤注射术、瘙痒皮肤切除术、瘙痒皮肤切除缝合术、肛周皮下神经末梢离断术等。

3. 中医辨证施治

在辨清证属寒热虚实的基础上，分别采取清热利湿、养血润燥、健脾益气的方法，内服同时外用草药熏洗。

六、预防与调护

及时治疗原发病，如痔疮、肛瘘、直肠炎、皮肤病等；禁食刺激性食物，肛门局部避免乱涂药膏；保持肛门卫生，避免内裤过紧；避免过度搔抓，以免引起感染。

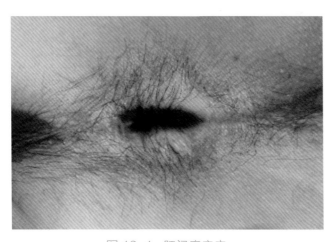

图 12-1　肛门瘙痒症

第十三章
化脓性汗腺炎

一、概述

大汗腺感染后在皮内和皮下组织反复发作，广泛蔓延，形成范围较广的慢性炎症、小脓肿、复杂性窦道和瘘管，称为化脓性汗腺炎（hidradenitis suppurativa，HS）。发生于肛门周围称为肛周化脓性汗腺炎。好发于20～40岁身体肥胖多汗的人。HS 在女性中较为多见，发病可呈家族性或散发性。本病长期不愈有恶变可能。属中医"蜂窝瘘""串臀瘘"的范畴。

二、病因病机

中医认为，本病多因正气虚弱，湿热浸渍，下注肛周，蕴结不散；或心脾两虚，健运失职，痰湿内生，结聚肛门而发。

现代医学认为，本病病因复杂，可能与体内激素失衡、胚胎发育不良、局部潮湿、吸烟过多、细菌感染等诸多因素有关。局部卫生欠佳、多汗、吸烟、搔抓、摩擦等各种刺激因素，均易诱发本病。

三、诊断

（一）临床表现

化脓性汗腺炎多在青春期后出现症状，常发生在身体健康、皮肤油脂过多、常有痤疮的青壮年人。初起为在骶会阴、阴囊区单发或多发的皮下或皮内大小不等、与汗腺毛囊一致的炎性条索状硬结、脓疱或疖肿。后化脓发生溃疡，瘘道形成，红肿明显，自觉疼痛，溃后排出恶臭的糊状脓性分泌物。随着第一个窦道形成，许多窦道相继形成，融合成片，皮下发生广泛坏死，皮肤溃烂，可扩展到肛门周围、阴囊、阴唇、骶尾部、臀部、腰部和股部，愈合后常导致硬化和瘢痕形成。常伴有发热、全身不适、淋巴结疼痛肿大等症状。详见图 13-1 ~ 图 13-9。

（二）检查

1. 窦道造影

通过外口灌注造影剂观察瘘管的走行及各口之间是否存在联系，并在 X 线下拍摄正位片以及侧卧位片，确定窦道是否与肛门直肠相通。

2. 三维 MRI

盆底三维影像检查，不仅可以确定瘘管走行以及各瘘管与括约肌之间的关系，也能观察瘘管是否通向肛门直肠或肛提肌部位。

3. 瘘管肉芽组织检查

对于经久不愈的汗腺炎，应该取瘘管部分组织做病理检查，以判断是否癌变。

四、鉴别诊断

肛周化脓性汗腺炎需与下列疾病鉴别：

（1）疖：毛囊性浸润明显，呈圆锥形，破溃后顶部有脓栓，病程短，无一定好发部位。

（2）淋巴结炎：结节较大、坚实，炎性浸润较深，附近有感染病灶。

（3）复杂性肛瘘：管道较深，内有肉芽组织，常有内口，多有肛门直肠脓肿史。

（4）藏毛窦：几乎总位于会阴缝的后部，且在许多病例中，脓性分泌物中可见毛发。

（5）畸胎瘤：瘘管很深，常通入明显的脓腔。

五、治疗

（一）内治法

（1）中药内服。

（2）抗感染治疗：急性期可酌情应用抗生素，常选用的药物有青霉素、红霉素等。

（3）肾上腺皮质激素：泼尼松、地塞米松等应用，可控制炎症，但不宜久用。

（4）抗雄性激素治疗。

（二）外治法

（1）清热解毒、活血化瘀之剂，水煎熏洗。可选用硝矾洗剂、葱硝汤、二花一黄汤等。

（2）外敷拔毒祛腐生新之剂，如五味拔毒膏。

（3）待腐尽伤面红活时，用生肌收敛之剂。

（4）急性炎症期可局部应用 50% 硫酸镁溶液冷湿敷。对反复发作、久治不愈者，可用浅层 X 线照射治疗。

（三）手术治疗

根据病变情况，手术可一期或分期进行。病灶小者，可敞开病灶基底部换药；病灶广泛，深达正常筋膜者可广泛切除感染灶，伤口二期愈合或植皮；病灶大者，可行广泛切除加转流性结肠造口术。

六、预防与调护

避食辛辣刺激的食物；保持肛门部清洁卫生，勤换内裤，坚持每日便后清洗肛门；适当的体育活动，增强体质，使局部的抗病能力提高，预防感染的发生。

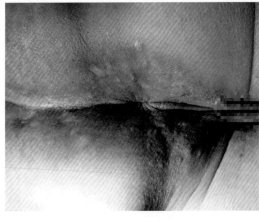

图 13-1　炎性硬结

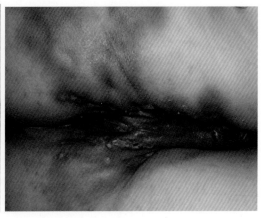

图 13-2　肛周阴囊皮下化脓性感染

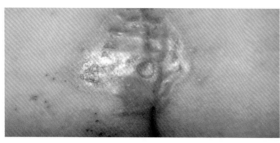

图 13-3　臀部片状化脓性炎

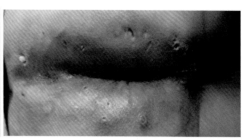

图 13-4　肛周皮肤多发溃口，片状感染

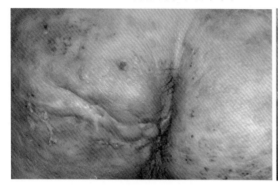

图 13-5　左侧臀部间断溃烂流脓

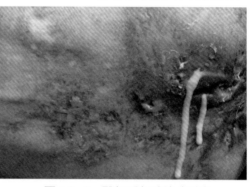

图 13-6　臀部反复感染皮肤角化，挤压有脓液外溢

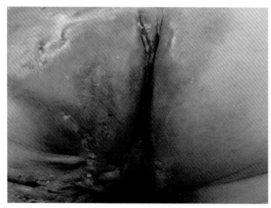

图 13-7　臀部及阴囊反复感染流脓

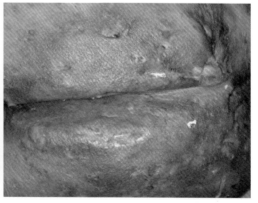

图 13-8　肛周皮肤反复感染伴有皮肤组织瘢痕化，肛管无弹性

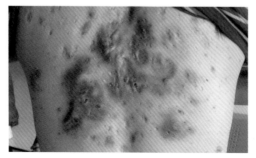

图 13-9　背部皮肤毛囊反复感染及瘢痕

第十四章
肛周性传播疾病

性传播疾病是以性交为主要传播途径的一些慢性传染病，以往称为性病（venereal diseases）。传统所称的性病，即"经典"的性病，仅包括梅毒、软下疳、淋病、性病性淋巴肉芽肿和腹股沟肉芽肿5种。20世纪70年代后，其范围逐渐扩大，包括各种性行为能够传播的疾病。除以上的5种疾病外，还包括非淋菌性尿道炎、生殖器疱疹、尖锐湿疣、阴道滴虫病、阴虱病、疥疮、生殖器念珠菌病、传染性软疣等，总数可达50多种。近年来，艾滋病和乙型肝炎也列入性传播疾病的范围。以性行为及类似性行为为传播途径，而病变主要在肛门直肠部位的性病，则称肛周性传播疾病。

第一节　梅　毒

一、概述

梅毒是由梅毒螺旋体引起的一种慢性传染性疾病。梅毒螺旋体几乎可侵犯人体所有器官，早期主要表现为皮肤黏膜损害，晚期可造成骨骼及眼部、心血管、中枢神经系统等多器官组织的病变。主要通过性接触和血液传播，危害性极大。梅毒又称"梅疮"。我国第一部论述梅毒的专著是《霉疮秘录》。古代文献又称之为"疳疮""花柳病"等。

二、病因及发病率

中医认为本病为淫秽疫毒与湿热、风邪杂合所致。传播方式主要是精化传染（直接传染）、气化传染（间接传染）和胎中染毒（母婴传染）。邪之初染，疫毒结于阴器及肛门等处，发为疳疮；流于经脉，则生横痃；后期疫毒内侵，伤及骨髓、官窍、脏腑，变化多端，证候复杂。西医认为，本病的病原体为梅毒螺旋体，亦称为苍白螺旋体。发病率在 0.03% ～ 0.04%，男女发病率无明显差异。

三、分类

根据传播途径的不同可分为获得性（后天）梅毒和胎传（先天性）梅毒；根据病程的长短又可分为早期梅毒（一期梅毒、二期梅毒）和晚期梅毒（三期梅毒），见图 14-1。

四、临床表现

1. 肛门部下疳

肛门部下疳多发生在肛门边缘，初起为一小块糜烂，以后生成溃疡，形圆。3 ～ 5 周后，两侧腹股沟部可有数个不相连合的坚硬淋巴结。

2. 肛周梅毒疹

梅毒疹是梅毒螺旋体传播至皮肤的最初局部反应。在发疹前 2 ～ 3 天常有低热、头痛，肌肉、骨和关节疼痛等先驱症状，梅毒疹不痛不痒，损害对称，广泛和稠密，无融合倾向。玫瑰疹型或斑疹型梅毒疹惯于躯干前面、侧面及上肢，肛门部亦可发生，发生于肛门部者则称为肛周梅毒疹。

3. 肛门扁平湿疣

肛门扁平湿疣是肛门直肠梅毒的第二期损害。生在肛管或肛门周围皮肤上，呈扁平突起，有时单个，有时群生。感染快，初起在皮肤上生成一圆形白色斑点，渐次增生、长大、蔓延，围绕肛门，也可蔓延到阴唇或阴囊。突起扁平，底宽，常盖有灰色坏死薄膜，分泌物有臭味，表面常形成溃疡。先在肛门一侧，以后传到对侧。肛门部潮湿，瘙痒或刺痛。

4. 梅毒性直肠炎

第二、三期梅毒，有时在直肠内发现。梅毒螺旋体先累及黏膜下层，使组织脆弱。后因动脉炎，黏膜坏死，形成溃疡。溃疡边缘突起，向外翻转，底硬，常盖有黄绿色分泌物。直肠壁厚，变硬，弹性消失；因有纤维组织增生，收缩而致狭窄。梅毒

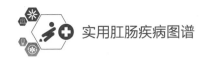

性直肠炎的症状与其他直肠炎相同，排便不净，里急后重，粪便内混有脓血。

5. 直肠梅毒瘤

梅毒瘤是三期梅毒的常见症状，惯发于头部、小腿上半部外侧、颈侧、胸锁骨交界处及前臂。发于直肠者则称直肠梅毒瘤。

五、诊断

主要根据病史、临床症状、实验室检查等进行分析判断。肛周梅毒疹、肛门扁平湿疣、直肠梅毒瘤患者，血液检查均呈阳性梅毒反应。梅毒性直肠炎、肛门部下疳患者，除血液检查呈阳性梅毒反应外，其局部分泌物可在显微镜下找到梅毒螺旋体。

六、治疗

梅毒的治疗原则为及早、足量、规范。抗生素特别是青霉素类药物疗效确切，为首选。中医药治疗梅毒一般仅作为驱梅治疗中的辅助疗法。

七、预防与调护

（1）加强梅毒危害及其防治常识的宣传教育。

（2）严禁卖淫、嫖娼，对旅馆、浴池、游泳池等公共场所加强卫生管理和性病检测。

（3）做好孕前检查工作，梅毒患者要避孕，或及早终止妊娠。

（4）对高危人群定期进行检查，做到早发现、早治疗。

（5）坚持查出必治、治必彻底的原则，建立随访追踪制度。

（6）夫妇双方共同治疗。

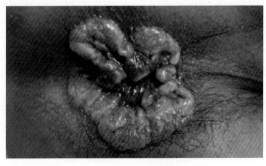

图 14-1　梅毒

第二节　性病性淋巴肉芽肿

一、概述

性病性淋巴肉芽肿又称第四淋病、腹股沟淋巴肉芽肿或花柳性淋巴肉芽肿。本病是通过性交传染的一种急性或慢性衣原体病，表现为直肠炎症，外生殖器的溃疡，腹股沟淋巴结的化脓穿孔和晚期的直肠狭窄、外生殖器象皮肿等病。

二、病因及流行病学

本病由沙眼衣原体 L_1、L_2、L_3 血清引起，本病则通过性交传染，可引起直肠、外生殖器淋巴结的急性炎症反应，少数病例可伴发脑炎。

以热带与亚热带多见，如南美、西印度、东西非、东南亚及北美洲。在印度马德拉斯占性传播疾病中的 6%，在尼日利亚、赞比亚及卢萨卡占 2%。温带国家较少，我国少见。发病年龄多在 30 岁左右，男女比例为 5 ：1。

三、症状

潜伏期一般为 5 ~ 21 天，平均 7 ~ 12 天，病程可分为三期：

1. 初期为原发损害期

多发于男性龟头、冠状沟或包皮内侧。女性的前庭、小阴唇、子宫颈和后穹隆等处，发生针尖至黄豆大小的丘疱疹、脓疱，很快破溃形成边缘清楚的圆形表浅溃疡，直径 1 ~ 4mm，周围有红晕，不痛。本病 10 ~ 20 天自行消退，不留瘢痕，因不产生疼痛，常被忽略不被发现。

2. 中期为淋巴播散期

男性易发腹股沟淋巴病，即腹股沟横痃。腹股沟淋巴结逐渐肿大，疼痛，大多为一侧，少数两侧。肿大的淋巴结孤立散在，继而相互融合，并与皮肤周围组织粘连成块。女性病变可直接传到直肠引起直肠炎和直肠周围炎，即所谓生殖器肛门综合征。

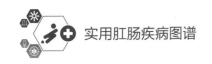

时而腹泻、里急后重，腹痛，大便有脓血；时而便秘，但全身症状一般不重。直肠镜检可见到直肠炎、溃疡等。

3. 后遗症期

表现为慢性淋巴管炎引起的象皮肿和瘢痕收缩引起的直肠狭窄，常在数年至十余年后发生。

四、诊断与鉴别诊断

（1）有不洁性交史。

（2）在生殖器部位出现过表浅性糜烂与溃疡。

（3）1~4周后出现两侧腹股沟淋巴结炎。有槽沟征及"喷水壶"状多数瘘管，愈合后留瘢痕。

（4）发生淋巴结炎时，有发热、恶寒、关节痛等症状。

（5）实验室检查。

（6）病理检查。

（7）补体结合试验。

（8）Frei 试验（因常出现假阳性现已不用）。

本病应与生殖器疱疹、软下疳、梅毒性横痃、直肠癌、直肠克罗恩病相鉴别。

五、治疗

磺胺药物对本病有良好效果，常口服磺胺嘧啶或磺胺异噁唑或复方磺胺异噁唑、四环素或多西环素或红霉素，伴有急性直肠炎可用氟哌酸或二甲胺四环素治疗，淋巴结未化脓时可用冷湿敷治疗，淋巴结化脓时应抽出脓液，但禁止切开排脓，形成瘘管后难以愈合。晚期直肠狭窄者可用直肠扩张术扩张，严重者需做直肠切除术，有包皮及阴囊象皮肿或直肠继发癌变风险，亦可考虑手术切除治疗。

六、预防与调护

（1）注意个人生活作风，避免不洁性交，规范使用安全套。注意个人卫生护理，勤换内衣内裤，必要时用热水烫洗，阳光紫外线消毒。

（2）提高个人免疫力，如注意饮食健康，摄入均衡营养，加强运动锻炼。

（3）对于不可变的危险因素，要预防性口服抗生素，并及时就医检查，做到早发现、早治疗。

第三节　淋病性直肠炎

一、概述

淋病性直肠炎是由淋球菌引起的急性直肠化脓性感染。男性患者多由同性恋引起，女性患者一般是由于含有淋球菌的脓液由外阴流入肛门直肠而感染。其特点为肛门直肠肿胀疼痛，脓血样便，伴里急后重，左下腹疼痛。多发生于 19 ~ 30 岁的男女青年，以男性同性恋者较多。淋球菌潜伏期长短不一，一般为 2 ~ 14 天。

二、病因

多因同性恋通过肛门性交时，肛门直肠受到创伤，淋球菌由创口侵入和感染而致病。也可因物品用具直接感染所致，如公共浴池、灌肠、肛温计等。女性淋病患者多由含有淋球菌的脓液由外阴流入肛门蔓延直肠而发病。

三、临床表现

急性期肛门直肠肿胀疼痛，站立、蹲坐、排便均可引起剧烈疼痛，肛门痉挛性狭窄。脓血便或黏液样便。可伴有左下腹隐痛或疼痛，里急后重。慢性期排便时稍有疼痛，平时肛门不适和瘙痒。

四、诊断与鉴别诊断

1. 一般情况

有同性恋或性乱史，指诊可摸到直肠黏膜发热，肿胀压痛。直肠镜检查，可见病变在直肠中段，直肠黏膜发红、肿胀，有黄白色脓汁分泌。

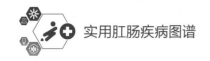

2. 实验室检查

可查到细胞内革兰氏阴性双球菌（淋球菌）。

3. 鉴别

应与细菌性痢疾、阿米巴痢疾、直肠结核、慢性非特异性溃疡性结肠炎等鉴别。直肠镜检查，黏液镜检，细菌培养等即可鉴别。

五、治疗

（一）中药治疗

（1）急性期：治疗应以清热解毒、清利湿热为主。方用白头翁汤加减，也可将药汁保温灌肠。

（2）慢性期：治疗应理气温中止痛，佐以攻邪。

（3）熏洗法：治疗应活血化瘀、消肿止痛、燥湿止痒。方用苦参汤加减，先熏后洗。

（二）西药疗法

（1）首选头孢菌素类，如头孢曲松钠和头孢克肟，作用是杀灭淋球菌，淋球菌对此类药物敏感性高。

（2）联合用药：头孢菌素类与阿奇霉素联合治疗此病，欧洲和美国已经将阿奇霉素与头孢类药物联合治疗，作为标准指南治疗此病。

（3）舒巴坦钠可抑制淋球菌所产生的一种叫作 β - 内酰胺酶的物质，从而起到杀灭细菌的效果。当舒巴坦钠与阿奇霉素联合治疗时，杀菌能力更强。

（三）手术治疗

（1）脓肿切开引流：作用是治疗无法自行吸收的脓肿，使得脓液可以排出，从而消除疼痛，也可以预防脓肿形成时，患者需要手术。如果脓肿造成了瘘管，需在淋菌性直肠炎治愈后进行手术切除。

（2）扩肛治疗：扩肛就是扩大肛门，在麻醉状态下用手指或器械扩张肛门。扩大肛门的作用是可以刺激排便，减轻排便不畅的症状。

六、预防与调护

（1）避免进行不洁的、无保护措施的性行为或者肛交。

（2）避免滥交、不卫生的性行为，保持健康的性生活。

（3）配偶或性伴侣患有淋菌性疾病时，应避免在患病期间发生性行为，并协助性伴侣就医治疗。

（4）有肛交史的人群，性行为时要采取保护措施，保护好自己，正确使用安全套，当遇到不合理的性行为要求时，应果断拒绝。

（5）日常生活中要注意个人卫生，对肛门等隐私部位的清理要彻底仔细，每天都要用温水清洗，但注意不可过分清洁，避免因清洁过度而使表皮脱落损坏，增大感染的可能性。女性还应注意阴道的清洁。贴身衣物要勤换洗，特别是内衣、内裤。不与他人共用毛巾、内衣内裤等物品。

第四节　尖锐湿疣

一、概述

尖锐湿疣又名圭湿疣、尖锐疣、性病疣、肛门生殖器疣、肛门周围乳头瘤。中医称之为"千日疮""悔气疮"。它是由人乳头瘤病毒（HPV）引起的皮肤黏膜新生物型病变，好发于皮肤与黏膜交界处，常见于外生殖器及肛门周围等，少数亦可见于腋窝、脐窝、乳房皱襞，趾缝、口腔黏膜。

二、病因

中医认为本病是由于风热之邪搏于肌肤或血虚风燥，或肝肾两虚，筋气不荣，以致气血凝滞，郁于肌肤而生疣。

现代医学认为，尖锐湿疣是由人乳头瘤病毒（HPV）经性交传播引起，亦有人认为是由乳头瘤病毒感染致棘层细胞增生而发；但多数学者认为长期皮肤潮湿不洁，分泌物刺激，局部摩擦而引起的皮肤慢性炎症损害，是本病发生的主要诱因。

三、临床表现

1. 好发部位

尖锐湿疣多发生在肛管皮肤与直肠黏膜交界处、肛门缘及外阴部。男性常侵犯冠状沟、龟头、尿道口、阴茎系带和包皮内侧，亦可见于阴囊部。有肛交史的人常患肛管甚至直肠尖锐湿疣。女性多发于肛周及会阴部、阴道、宫颈，特别多见于阴蒂、阴唇、尿道口，偶见于腋窝、肘窝、脐部、乳房和足趾间等处。

2. 临床表现

皮疹初发为淡红色针头大的小丘疹，圆形，柔软。丘疹逐渐增大，数目增多，有孤立散在，有的簇状排列，邻近者互相融合，表面凹凸不平，呈乳头状、菜花样或蕈样，有的根部有蒂。自觉瘙痒，瘙痒呈局限性。皮损的表面潮湿，常为红色或因分泌物浸润而呈污灰色（图14-2）。

3. 发病年龄

大多在 16 ~ 30 岁，一般女性多于男性。

四、诊断与鉴别诊断

根据肛周有散在性或聚集性发生乳头状、菜花样、柔软、有蒂的增生物即可诊断。此外病理学检查可确诊。此病应与扁平湿疣、增殖性肛门结核、生殖器癌、肛门生殖器鲍文样丘疹病相鉴别。

五、治疗

本病可运用中医内外治疗、西药治疗、物理治疗、手术治疗取得良好的效果。

六、预防与调护

（1）增强自身的责任感，不进行性乱行为，日常性生活中合理使用安全套等，都能预防尖锐湿疣。

（2）男性和女性都可能通过接种 HPV 疫苗，来预防尖锐湿疣，疫苗对没有性行为的人群，预防作用最大。

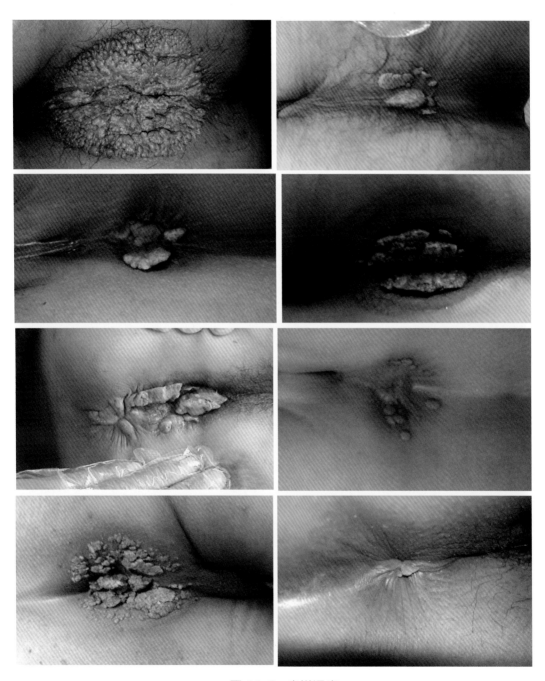

图 14-2　尖锐湿疣

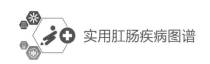
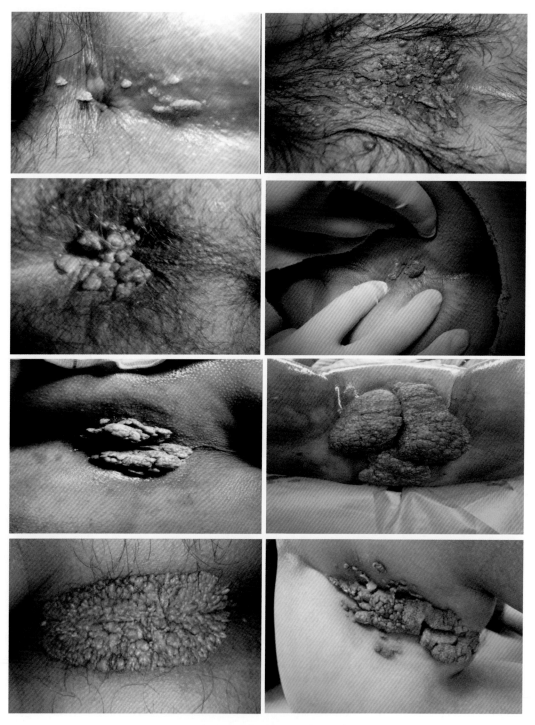

图 14-2　尖锐湿疣（续一）

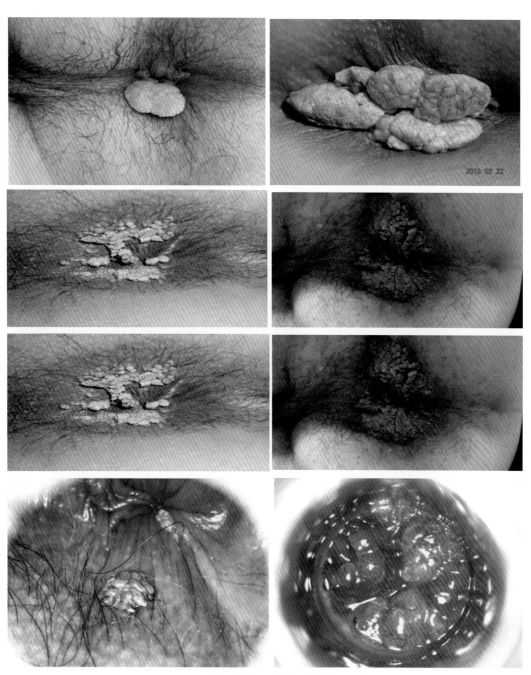

图 14-2　尖锐湿疣（续二）

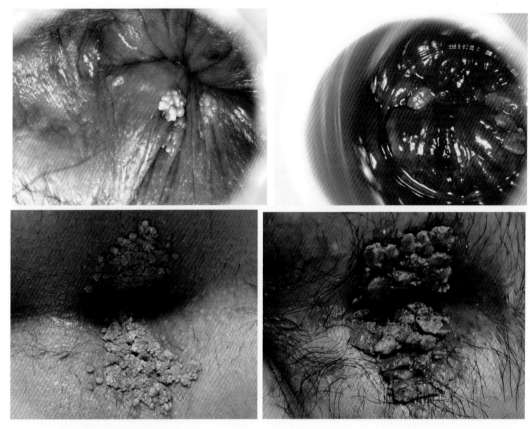

图 14-2　尖锐湿疣（续三）

第十五章
肛门狭窄

一、概述

肛门狭窄是一种肛门和肛管直径变小的疾病，主要是由于肛管的生理功能丧失和柔软的组织被皮肤上的瘢痕组织取代所致。

二、病因及发病率

该病常见于 20 ~ 40 岁的青壮年，各种肛周疾病术后导致的肛门狭窄的最为常见，术后发生率为 1.5% ~ 4.0%，占肛门狭窄病例的 90.0%。

三、分类

肛门狭窄按照形成的原因不同可分为先天性肛门狭窄和继发性肛门狭窄。其中前者是肛门和直肠先天性发育不良导致肛门直肠畸形，造成肛管直肠内径窄小；而后者多因创伤（包括意外创伤和手术损伤）、炎症、肿瘤、滥用泻药等所致。

肛门狭窄按照狭窄的程度可分为轻度狭窄（能轻松插入润滑过的食指）、中度狭窄（强力下才能插入润滑过的食指）和重度狭窄（插入润滑过的小指时也受阻），详见图 15-1 ~ 图 15-10。

四、临床表现

主要症状包括排便困难、疼痛、出血，大便呈细条状。病程日久还可表现为肛门瘙痒、大便失禁，导致肛门处皮炎、感染发生。

五、治疗

治疗以外科手术为主，不同术式各有优缺点，要综合权衡利弊后慎重选择手术方式（图 15-11）。

六、预防与调护

由于肛门狭窄多为手术操作不当所致，所以预防较治疗更有意义。预防措施包括术中注意保护肛管黏膜、术后早期保持大便成形，确保排便通畅，术后定期扩肛等。

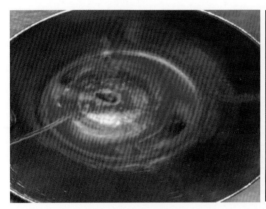

图 15-1　直肠狭窄

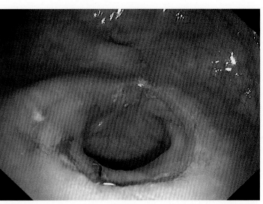

图 15-2　吻合口狭窄（一）

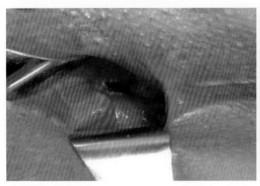

图 15-3　肛门狭窄（一）

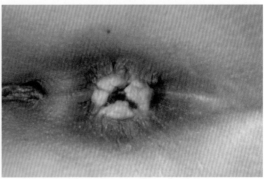

图 15-4　痔术后肛门狭窄

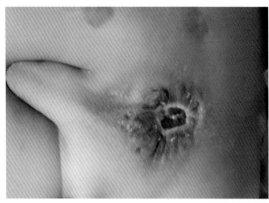

图 15-5 先天性无肛术后肛门狭窄

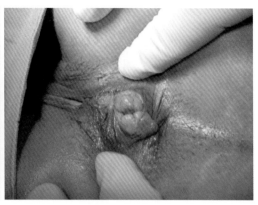

图 15-6 肛门狭窄（二）

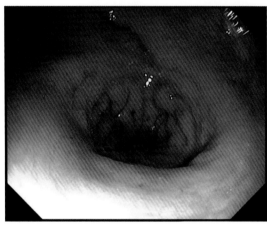

图 15-7 吻合口狭窄（二）

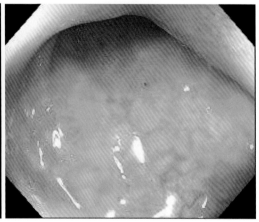

图 15-8 狭窄处

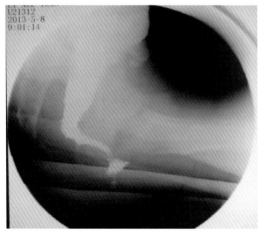

图 15-9 克罗恩直肠狭窄（一）

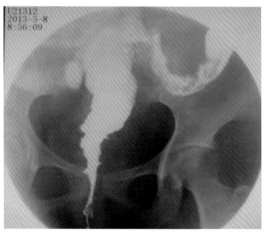

图 15-10 克罗恩直肠狭窄（二）

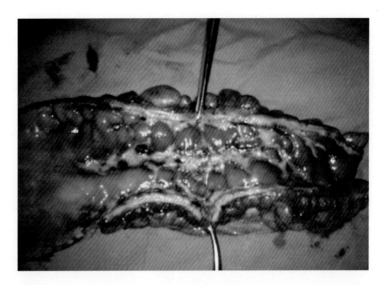

图 15-11　克罗恩直肠狭窄切除

一、概述

肛门失禁又称大便失禁，是指粪便和气体不能控制，不自主地流出肛门外，病程达1个月以上，是排便功能紊乱的一种症状。它不包括腹泻时偶尔的肛门失控，也不包括肛管直肠炎症时大便次数增多及黏液流出。目前不同人群中肛门失禁发病率为1.4％～18％，在养老院人群中发病率近50％，脊柱创伤和脊柱裂患者可达75％～80％，同时有调查显示，在中国3％的65岁以上的老年人面临着肛门失禁问题。本病相当于西医学的肛门失禁或大便失禁。

1.根据肛门失禁的不同程度分类

（1）不完全性肛门失禁：稀大便及气体不能控制，但干大便可以控制。

（2）完全性肛门失禁：稀大便、气体及干大便均不能控制。

2.根据失禁的性质分类

（1）感觉性失禁：肛管括约肌的形态正常，由于肛管直肠感觉缺失引起的失禁。如脊髓或大脑中枢神经功能障碍，或支配肛管直肠的周围神经损伤，以及糖尿病引起的肛周末梢神经损害者都可引起肛门失禁。痔环形切除术，直肠脱出切除术造成的肛管和肛门皮肤缺损，以及老年人的粪便嵌顿引起的肛管直肠感觉障碍，均可引起肛门失禁。

（2）运动性失禁：由于损伤了肛管括约肌，破坏了肛管直肠环，导致患者不能随意控制大便引起的肛门失禁。详见图16-1～图16-4。

二、病因病机

中医认为"虚寒""失治"是导致肛门失禁的主要因素，但与人体阴阳、脏腑、

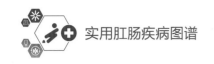

气血和情志调节密切相关。《诸病源候论·大便失禁候》曰："大便失禁者，由大肠与肛门虚弱冷滑故也。肛门，大肠之候也，俱主行糟粕，既虚弱冷滑，气不能温制，故使大便失禁。"或因素体虚弱，中气不足，痢疾日久，伤脾损肠，致中气下陷，升举无力，固摄失司，脱肛不收则排便失禁。或因久病久下，年老体弱，真阴耗损，温煦无权，阴阳两虚。或房劳伤肾，脾主肌肉，肾司二便，脾虚肌肉萎缩，肾亏后阴失约，肛门收缩无力或不能控制，则大便失禁。或因忧愁思虑，情志内伤，久坐少动，气机通降失常致肛门失约。或因产后、外伤、手术或车祸后，筋脉肌肉受损，固摄无权，致肛门失禁。

西医认为肛门失禁主要有以下几种因素。

1. 肛管直肠环断裂

①损伤肛管直肠环；②肛门直肠局部注射过量硬化剂或坏死剂或涂以腐蚀性较强的药物，造成广泛的感染、坏死；③肛门直肠部较大面积深度的烧伤；④分娩时Ⅲ度会阴部撕裂；⑤麻醉下过度地暴力扩肛等原因而引起。

2. 神经损伤

中枢神经系统疾病，脊髓损伤，使排便反射发生障碍。

3. 肛门括约肌萎缩

①括约肌疲劳而松弛；②肛门直肠部瘢痕挛缩；③肛门直肠先天性疾病；④老年人身体虚弱，或久病，肛门括约肌衰退无力。

4. 先天性疾病

先天性肛门括约肌不全。

5. 肛门直肠正常生理角度受到破坏

主要是耻骨直肠肌受损，粪便容器消失或肛管与直肠后壁生理角度破坏，使直肠与肛管呈一直的管腔，粪便排出的缓冲区消失。

6. 黏膜、皮内感觉受损

手术时直肠黏膜、皮肤损伤过多，破坏神经感受器，引起肛门失禁。

三、诊断

（一）临床表现

肛门失禁的临床分型不同，其临床表现也不同：①肛门完全失禁。失禁症状严重，患者完全不能随意控制排便，排便无固定次数，肠蠕动时，粪便即从肛门排出；甚至于咳嗽、下蹲、行走、睡觉时都可有粪便或肠液流出，污染衣裤和被褥。肛门周围潮湿、糜烂、瘙痒，或肛门周围皮肤呈湿疹等皮肤病改变。②肛门不完全失禁。粪便干时无失禁现象，一旦便稀则不能控制，出现肛门失禁现象。③肛门感觉性失禁。不流出大量粪便，而是当粪便稀时，在排便前不自觉有少量粪便溢出，污染衣裤，腹泻时更严重，常有黏液刺激皮肤。

（二）专科检查

1. 视诊

（1）完全性失禁：常见肛门张开呈圆形，或有畸形、缺损、瘢痕，肛门部排出粪便、肠液，肛门部皮肤可有湿疹样改变。用手牵开臀部，肛管完全松弛呈圆形，有时肛管部分缺损，瘢痕形成，从圆孔处常可看到直肠腔。

（2）不完全失禁：肛门闭合不紧，腹泻时也可在肛门部有粪便污染。

（3）感觉性失禁常有黏膜外翻。

2. 直肠指诊

肛门松弛，收缩肛管时括约肌及肛管直肠环收缩不明显和完全消失，如为损伤引起，则肛门部可扪及瘢痕组织，不完全失禁时指诊可扪及括约肌收缩力减弱。

3. 内镜检查

直肠镜检查可观察肛管部有无畸形，肛管皮肤黏膜状态，肛门闭合情况。纤维肠镜检查可观察有无结肠炎、克罗恩病、息肉、癌肿等疾病。可用硬管结肠镜观察有无完全性直肠脱垂。

4. 排粪造影检查

可测定肛管括约肌、肛管、直肠部形态解剖结构，动力学功能状态的 X 线钡剂检查可观察有无失禁及其严重程度，不随意漏出大量钡剂是失禁的标志。

5. 肛管测压

可测定内、外括约肌及耻骨直肠肌有无异常。肛门直肠抑制反射，了解其基础压、收缩压和直肠膨胀耐受容量。失禁患者肛管基础、收缩压降低，内括约肌反射松弛消失，直肠感觉膨胀耐受容量减少。

6. 肌电图测定

可测定括约肌功能范围，确定随意肌、不随意肌及其神经损伤和恢复程度。

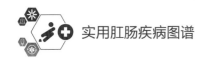
7. 肛管超声检查

能清晰地显示出肛管直肠黏膜下层、内外括约肌及其周围组织结构，可协助诊断肛门失禁，观察有无括约肌受损。

四、鉴别诊断

主要与急性菌痢及急性肠炎等腹泻患者偶尔出现的大便失控相鉴别，但这些患者的大便多数情况下能随意控制，并且患者多有腹痛及脓血便或水样便，经对症治疗后，随着腹泻症状的缓解、大便成形，偶发的大便失禁消失。

五、治疗

肛门失禁的治疗应按发病原因及损伤范围选用不同的治疗方法。肛门失禁如是继发于某疾病，则需治疗原发病灶，如中枢神经系统疾病、代谢性疾病、肛管直肠疾病等，治疗原发疾病，肛门失禁有的可治愈，有的可改进。

1. 非手术疗法

（1）促进排便治疗结直肠炎症，使有正常粪便，避免腹泻及便秘，避免食用刺激性食物，常食用多纤维素食物。

（2）肛管括约肌操练改进外括约肌耻骨直肠肌、肛提肌随意收缩能力，增加肛门功能。

（3）电刺激常用于神经性肛门失禁。

2. 手术疗法

先天性疾病，直肠癌肿术后肛管括约肌切除等则需进行手术治疗，可采用括约肌修补术、直肠阴道内括约肌修补术、括约肌折叠术、皮片移植管成形术、括约肌成形术等。

（1）肛管括约肌修补术多用于损伤不久的病例，括约肌有功能部分占 1/2 者。如伤口感染应在 6～12 个月内修补，以免肌肉萎缩。若就诊时间晚，括约肌已萎缩变成纤维组织，则术中寻找及缝合都困难，影响疗效。

（2）括约肌折叠术适用于括约肌松弛病例。

（3）皮片移植肛管成形术适用于肛管皮肤缺损和黏膜外翻引起肛门失禁者。

（4）括约肌成形术目前多用股薄肌或臀大肌移植于肛管周围，代替或加强括约肌功能。适用于括约肌完全破坏或先天性无括约肌，以及不能用括约肌修补术治疗者。

3.中医中药治疗

本病多以虚证为主，患者见大便滑脱不禁，肛门下坠，面色萎黄，神疲气怯，舌淡、苔薄，脉濡细，方选补中益气汤加减，益气健脾，升提固脱。若患者见大便滑泄，污染衣裤，面色黧黑，腰膝酸软，头晕目眩，小便清长甚或不禁，舌淡、苔薄，脉沉迟，方选右归丸加减健脾益肾，固本培元。若患者见便意频数，时欲如厕，肛门坠胀，腹部胀痛，伴见嗳气脘痞，纳少眠差，舌淡红、苔薄，脉弦，方选六磨汤合四逆散加减疏肝解郁，扶土抑木。若患者见大便滑脱，肛门紧缩或缺损，伴肛门胀痛，舌淡或紫暗、苔薄白，脉弦，方选桃红四物汤加减行气活血，化瘀软坚。针灸疗法适用于无括约肌损伤的神经源性肛门失禁，或特发性肛门失禁。中药坐浴适用于肛门松弛、直肠脱垂所致的肛门失禁和脾肾亏虚、肌肉张力减退、后阴开合失司引起的肛门失禁。

六、预防与调护

（1）加强肛门功能的锻炼，坚持提肛运动，增强肛门括约肌的收缩力。

（2）积极参加轻微的体育活动，增强体质，提高机体各脏器的活力，防止便秘的发生。

（3）当老年患者发生便秘时，不能自己随便使用通导大便的药物甚至泻药，应在医生的指导下用药，以免损害结肠的功能。

（4）老年人应积极治疗老年性慢性支气管炎等长期增加腹压的疾病。

（5）老年人的饮食应以清淡饮食为主，忌刺激性或油腻的食物。

（6）养成定时排便的习惯，每天定时排空大便，减少对直肠黏膜感受器的刺激。

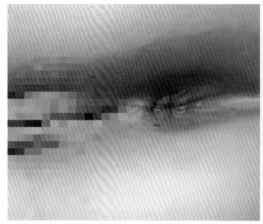

图 16-1 肛门闭合正常

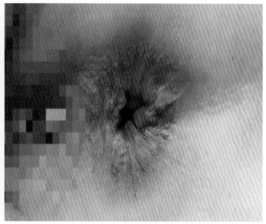

图 16-2 外括约肌松弛（自然状态下肛门关闭不全）

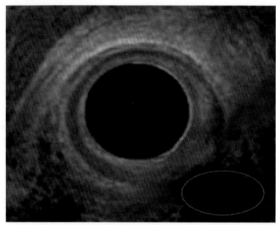

图 16-3 直肠腔内超声括约肌受损部位

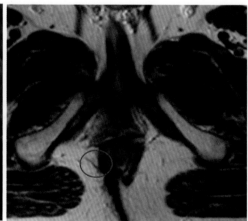

图 16-4 盆腔 MRI 右后侧肛门括约肌受损

第十七章
先天性肛门疾病

第一节　先天性肛门直肠发育畸形

 概述

先天性肛门直肠发育畸形是胚胎时期后肠发育障碍所致的消化道畸形，是小儿肛肠外科的常见病，占先天性消化道畸形的首位。在新生儿中其发病率为 1 ：（1 500 ~ 5 000），中国的调查资料表明约在 1 ： 4 000，男女发病无差异。约有 50% 以上的先天性肛门直肠发育畸形伴有直肠与泌尿生殖系之间的瘘管形成，是新生儿最常见的消化道畸形，绝大多数肛门直肠畸形患儿，在正常位置没有肛门，易于发现。本病属于中医的"肛门皮包""肛门内合""无谷道"范畴。

按照 Wingspread 分类方法分为高位、中间位、低位三大类型（表 17-1）。主要包括以下几种类型。

表 17-1　肛门直肠畸形 Wingspread 分类法（1984）

女性	男性
（一）高位	（一）高位
1.肛管直肠发育不全	1.肛管直肠发育不全
（1）并发直肠阴道瘘	（1）并发直肠尿道前列腺瘘
（2）无瘘	（2）无瘘
2.直肠闭锁	2.直肠闭锁
（二）中间位	（二）中间位
1.直肠前庭瘘	1.直肠尿道球部瘘

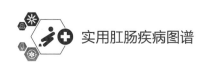

女性	男性
2.直肠阴道瘘	2.无瘘的肛管直肠发育不全
3.无瘘的肛管直肠发育不全	
（三）低位	（三）低位
1.肛门前庭瘘	1.肛门皮肤瘘
2.肛门皮肤瘘	2.肛门狭窄
3.肛门狭窄	
（四）泄殖腔畸形	（四）罕见畸形
（五）罕见畸形	

二、病因病机

西医认为肛门直肠是由内外和中胚叶发育而成，在胚胎 4 ~ 6 周时。后肠末端扩大呈内胚叶一穴肛（即泄殖腔畸形），一穴肛又分两部分，前部是尿囊，以后生成尿生殖器官。后部是尿囊后肠演变为直肠。尿囊后肠，由内向下向外生长。外胚叶一穴肛或叫原肛。由外向上向内生长，形成肛门和肛管。一穴肛生长时，其通尿囊的口逐渐封闭，尿生殖膈器官则与直肠分离。有时此口不闭。直肠与尿生殖器官则相通，发展为先天性瘘。胚胎在第 3 个月时，尿囊后肠向外生长，与外胚叶一穴肛相连接。中间间隔一膜，叫肛直肠膜，以后逐渐穿通，使直肠与体外相通或肛门直肠。齿状线是肛直肠膜残留的痕迹。有此膜未破或尿囊后肠与外胚一穴肛还未连接，则成肛门闭锁。

三、诊断

（一）临床表现

绝大多数肛门直肠畸形患儿，在正常位置没有肛门，易于发现。不伴有瘘管的直肠肛管畸形在出生后不久即表现为无胎粪排出，腹胀，呕吐；瘘口狭小不能排出胎粪或仅能排出少量胎粪，给患儿喂奶后呕吐，以后可吐粪样物，逐渐腹胀；瘘口较大，在出生后一段时间可不出现肠梗阻症状，而在几周至数年后逐渐出现排便困难。高位直肠闭锁，肛门、肛管正常的患儿表现为无胎粪排出，或从尿道排出混浊液体，直肠指检可以发现直肠闭锁。女孩往往伴有阴道瘘。泌尿系瘘几乎都见于男孩。从尿道口排气和胎粪是直肠泌尿系瘘的主要症状。

（二）专科检查

在确诊任何一种畸形时，都应首先从检查及测控肛门开始：肛门及生殖器外观无异常时，首先考虑：①肛门及直肠狭窄。②直肠闭锁。胎粪从异位排出时，首先考虑：①肛门皮肤瘘。②肛门（直肠）前庭瘘。③肛门（直肠）阴道瘘。④直肠前列腺瘘或直肠尿道球部尿道瘘。当出现以下情况时，应考虑为肛提肌上高位畸形：①无股沟（平臀）。②存在骶骨异常。③气体或胎粪从尿道溢出。

（三）辅助检查

1. X 线

腹部立位 X 线片主要表现为低位肠梗阻征象，肠腔积气扩张明显，并可见多个大小不等的阶梯状气液平面。倒立侧位 X 线片要求在出生后 12 小时以上摄片，等待气体到达直肠，生活能力差者需要更长时间。

2. CT

肛门括约肌群包括内、外括约肌及耻骨直肠肌，其形成及发育程度是决定肛门直肠畸形患儿预后最重要的因素。应用 CT 直接了解直肠盲端与耻骨直肠肌环的关系对提高婴幼儿肛门直肠畸形的治疗效果是极重要的。

3. B 型超声

应用超声波断层扫描仪，机械扇形扫描探头频率为 3 ～ 5MHz。患儿检查无须特殊准备，取平卧截石位，探头接触患儿肛穴处会阴皮肤，做矢状切面扫查可获得肛门直肠区声像图。会阴部皮肤呈细线状强回声；骶骨椎体常显示串珠状排列强回声伴有后方声影，第 1 骶椎较宽，并向前下方倾斜，构成骶曲起始部，易辨认；骶椎前方一般可见直径约 1cm 的管状结构回声，管腔内多为无回声区，其中间可有气泡的强回声；直肠前上方可见充盈的膀胱，膀胱壁呈细线状强回声，内部则为无回声区，而膀胱后方可见回声增强。

4. 磁共振成像

检查前 0.5 小时口服 5% 水合氯醛溶液 1.5mL/kg，患儿仰卧位，在正常肛穴位置和瘘孔处用鱼肝油丸做标志，可对盆腔做矢状、冠状和横断面扫描，每 5mm 一个

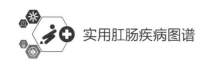

断面，矢状、冠状断面从直肠中央向外和向后扫描，横断面从肛门标志处向上扫描。

四、治疗

肛门直肠先天性畸形患儿，一般根据其疾病类型采用择期手术。

1. 根据发病类型及末端的高度施治

（1）会阴前肛门无狭窄、排便功能无障碍者，一般不需治疗。肛门或直肠下端轻度狭窄，一般采用扩张术多能恢复正常功能。应教会家长用手指进行扩肛。如肛门显著狭窄，须行手术治疗。

（2）低位肛门直肠畸形，包括有瘘和无瘘者，以及肛门闭锁伴前庭瘘者应行会阴肛门成形术。对无瘘或有瘘但不能维持排便者，一般需在出生后1～2天内完成手术。对伴有较大瘘孔，如前庭瘘、肛门狭窄等，出生后在一段时间内尚能维持正常排便，可于6个月左右施行手术。

（3）中位肛门直肠畸形，常伴直肠尿道球部瘘或低位直肠阴道瘘等，因瘘管位置特殊，从盆腔或会阴部均不易暴露，应行骶会阴肛门成形术。此手术宜在患儿6个月左右施行，故对无瘘和伴直肠尿道瘘的中位畸形患儿，应先做横结肠造瘘，以解除梗阻症状。伴低位直肠阴道瘘者，其瘘孔较大，在一段时间内尚能维持正常排便，则不必做结肠造瘘。

（4）高位肛门直肠畸形，包括无瘘和有瘘以及直肠闭锁的病例，应做横结肠或乙状结肠造瘘术，以解除梗阻症状。待6个月后，再行骶腹会阴肛门成形术。

2. 手术方式

（1）后矢状入路肛门直肠成形术。适宜于高、中位肛门直肠畸形，手术时尽量保留直肠及肛周组织，恢复直肠与其周围组织的正常解剖关系，以便术后获得较好的肛门控制功能。

（2）泄殖腔畸形修复术。对泄殖腔畸形应于出生后立即做结肠造瘘，使粪流改道，保持泄殖腔出口清洁，防止发生尿路感染。一般以6个月以后手术为宜。也有人主张阴道成形术应在青春前期完成。以上详见图17-1～图17-27。

五、预防与调护

本病是先天性疾病，无有效预防措施，早发现、早治疗是本病防治的关键。

术后护理注意以下几点：

（1）局部保持干燥。

（2）术后 24～48 小时拔除肛管，48～72 小时后拔除尿管。

（3）肛门缝线 7～10 天拆除。

（4）术后两周开始扩肛，最初每日 1 次，留置 10～15 分钟，逐渐改为每周 1～2 次，坚持 6 个月。

【高位畸形图谱】

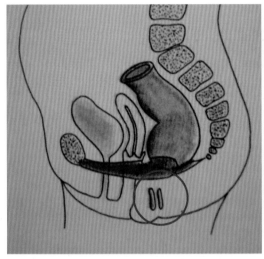

图 17-1 女性肛门直肠发育不全
伴直肠阴道瘘

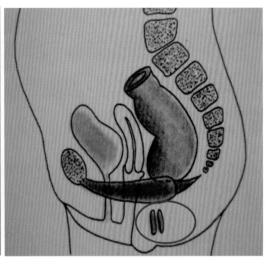

图 17-2 女性肛门直肠发育不全
（无瘘管）

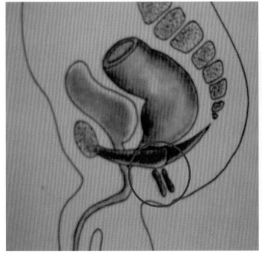

图 17-3 男性肛门直肠发育不全
伴直肠前列腺尿道瘘

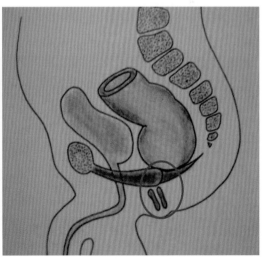

图 17-4 男性肛门直肠发育不全

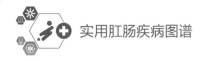
【中位畸形图谱】

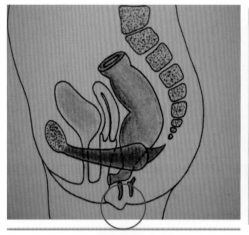

图 17-5　女性直肠阴道瘘（一）

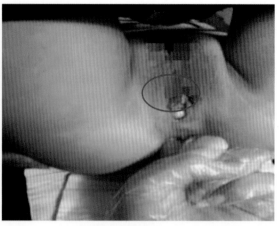

图 17-6　女性直肠阴道瘘（二）

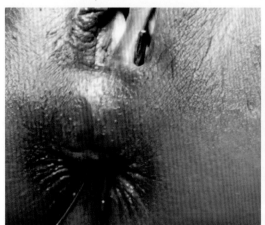

图 17-7　直肠阴道瘘（一）

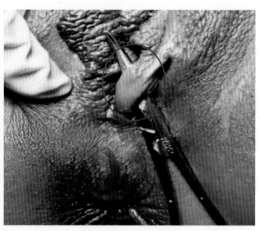

图 17-8　直肠阴道瘘（二）

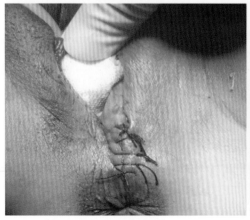

图 17-9　直肠阴道瘘术后

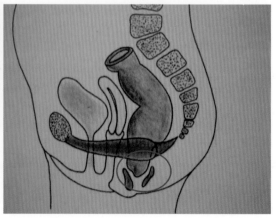

图 17-10　女性肛门直肠发育不全无瘘管（一）

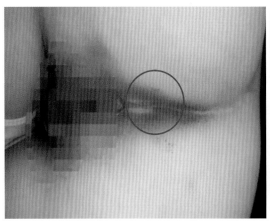

图 17-11　女性肛门直肠发育
不全无瘘管（二）

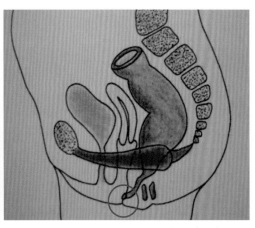

图 17-12　女性直肠前庭瘘（一）

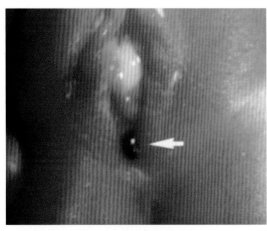

图 17-13　女性直肠前庭瘘（二）

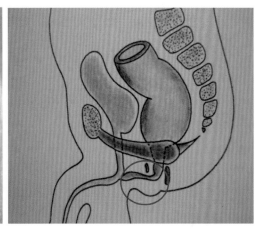

图 17-14　男性直肠尿道球部尿道瘘

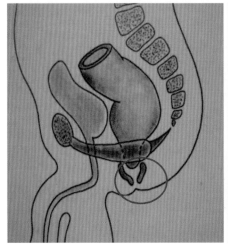

图 17-15　男性肛门直肠发育不全
无瘘管形成（一）

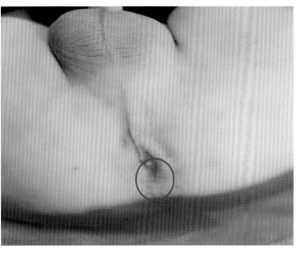

图 17-16　男性肛门直肠发育不全无瘘管形成（二）

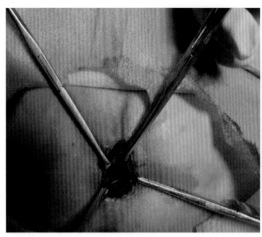

术中

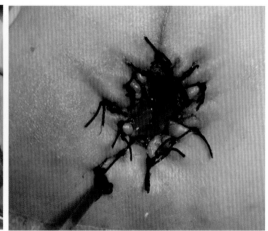

术后

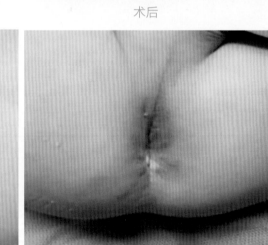

术后 1 周

术后 28 天

图 17-17 肛门闭锁术

【低位畸形图谱】

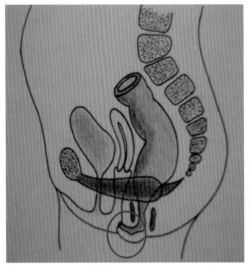

图 17-18 女性肛门前庭瘘

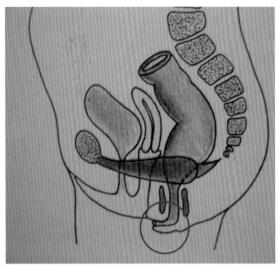

图 17-19 女性肛门皮肤瘘（一）

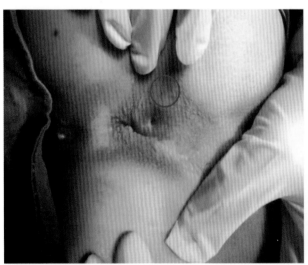

图 17-20 女性肛门皮肤瘘（二）

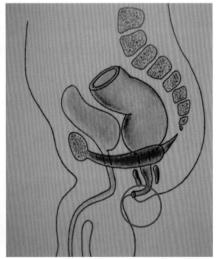

图 17-21 男性肛门闭锁伴
肛门皮肤瘘（一）

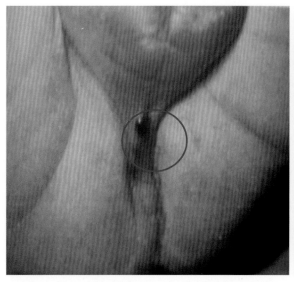
图 17-22　男性肛门闭锁伴肛门皮肤瘘（二）

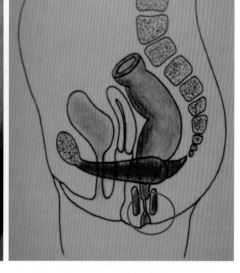
图 17-23　女性肛门狭窄（一）

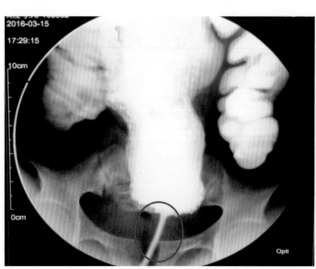
图 17-24　女性肛门狭窄（二）

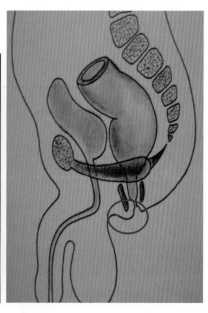
图 17-25　男性肛门狭窄（一）

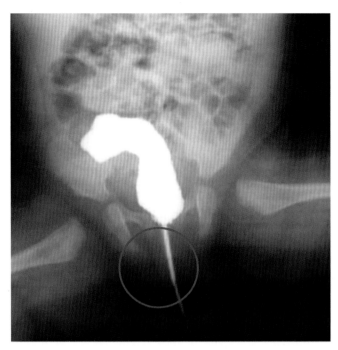

图 17-26 男性肛门狭窄（二）

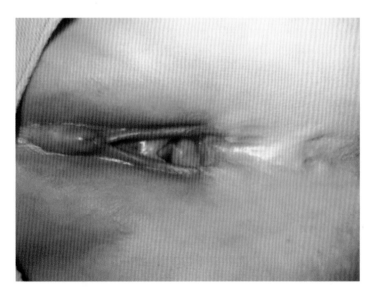

图 17-27 一穴肛：双阴道外口与直肠开口于一处（少见畸形图谱）

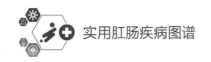

第二节　先天性巨结肠

一、概述

先天性巨结肠是病变肠壁神经节细胞缺如的一种肠道发育畸形，在消化道畸形中，其发病率仅次于先天性直肠肛管畸形，有家族性发生倾向。发病率约为1∶5 000，以男性多见，男女之比为4∶1。先天性巨结肠的发生是由于外胚层神经嵴细胞迁移发育过程停顿，使远端肠道（直肠、乙状结肠）肠壁肌间神经丛中神经节细胞缺如，导致肠管持续痉挛，造成功能性肠梗阻，其近端结肠继发扩大。所以，先天性巨结肠的原发病变不在扩张与肥厚的肠段，而在远端狭窄肠段。无神经节细胞肠段范围长短不一，因而先天性巨结肠有长段型和短段型之分。先天性巨结肠病理组织基础是位于肠壁肌层的神经丛和黏膜下神经丛内正常可见到的神经节细胞完全缺如，还有一类称巨结肠类缘性疾病，可见神经节细胞减少、发育不良及神经元发育不良等。

二、病因病机

西医认为先天性巨结肠的基本病理是在肠管神经组织内，20世纪50年代 Bodian 提出先天性巨结肠的肠壁神经节细胞缺如，是一种发育停顿。外胚层的神经母细胞没有从近端向远端完全生长，这样就会出现一无神经节细胞肠段。这种发育停顿是在人类胚胎第12周前发生，停顿得越早，无神经节细胞段就越长。尾端的直肠和乙状结肠只是最后两周才有神经母细胞进驻，故是最易发生病变的部位，即形成典型的常见型先天性巨结肠。研究发现先天性巨结肠除与肠壁神经丛异常有关外，还存在肠壁副交感和交感神经系统异常，两者在先天性巨结肠发病机制中都有一定关系，但无神经节细胞肠段痉挛主要是由于副交感神经占主导作用，而交感神经的抑制作用相对较弱，导致副交感神经释放大量乙酰胆碱作用于平滑肌产生痉挛收缩。先天性巨结肠是病变肠壁神经节细胞缺如的一种肠道发育畸形，是由于外胚层神经嵴细胞迁移发育过程停顿，使远端肠道（直肠、乙状结肠）肠壁肌间神经丛中神经节细胞缺如，导致肠管持续痉挛，造成功能性肠梗阻，其近端结肠继发性扩张。所以，先天性巨结肠的原发病变不在扩张与肥厚的肠段，而在远端狭窄肠段。

三、诊断

准确的临床判断、充分的专科检查及必要的辅助检查是早期诊断最重要的手段。

（一）临床表现

新生儿巨结肠多在出生后发生胎粪不排或排出延迟，甚至发生急性肠梗阻。多需灌肠或塞肛栓（开塞露）后才有较多胎粪排出。呕吐亦是常见症状。由于顽固性便秘，患儿常有腹胀，可见肠型。直肠指检可发现直肠壶腹空虚，粪便停留在扩张的结肠内，指检退出手指时，大量粪便和气体随之排出。随着年龄增长，患儿主要表现为便秘、腹胀、全身营养不良，多需灌肠或其他方法帮助排便。体检最突出的体征为腹胀，部分病例可在左下腹触及粪石包块。详见图 17-28 ~ 图 17-34。

（二）专科检查

根据病史及临床表现诊断并不困难。婴儿和儿童巨结肠多有典型病史及顽固性便秘和逐渐加重的腹胀，表现为慢性不全性结肠梗阻。

为明确诊断并了解病变部位和范围，应做以下检查：

（1）腹部 X 线检查：可见扩张充气的结肠影，或表现为结肠梗阻。

（2）钡灌肠：少量钡剂灌肠，以了解痉挛段的长度和排钡功能；钡剂 24 小时后仍有残留是巨结肠的佐证。

（3）直肠测压：是检查先天性巨结肠有效的方法，以了解肛管有无正常松弛反射。

（4）直肠黏膜组织化学检查：直肠黏膜下固有层进行组化染色可见乙酰胆碱酯酶阳性染色的神经纤维。

（5）活体组织检查：取黏膜下及肌层组织病理检查以确定有无神经节细胞存在。

四、鉴别诊断

通过上述检查，可与胎粪便秘、饮食性便秘、神经节性便秘、习惯性便秘、内分

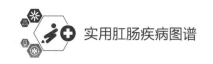

泌性便秘相鉴别。还有特发性巨结肠、继发性巨结肠、神经性巨结肠也需鉴别。由于乙状结肠远端或直肠狭窄引起的继发巨结肠，如能看到狭窄即可区别。因精神或习惯性便秘引起的功能性巨结肠，根据病史可鉴别。精神或习惯性便秘多在婴儿时期发生，常有肛裂疼痛不敢排便引起的便秘，可排出大量粪便，因能排气，腹部虽可触到粪块，但腹部平坦，直肠粗大，常有粪便聚集在肛内。

五、治疗

除超短型和类缘性疾病采用保守治疗外，多以手术治疗为主。

（一）非手术治疗

对诊断尚不肯定或虽已肯定但暂不行手术或进行术前准备者，需接受非手术治疗。主要包括扩肛、盐水灌肠、开塞露塞肛、补充营养等，以缓解腹胀，维持营养。

（二）手术治疗

对诊断已肯定，能耐受手术的患儿应行手术治疗。手术要求切除缺乏神经节细胞的肠段和明显扩张肥厚、神经节细胞变性的近端结肠，解除功能性肠梗阻，将正常结肠与肛管直肠吻合。对必须手术而病情过重者，应先行结肠造口，以后再施行根治手术。

新生儿巨结肠宜先行保守治疗，待半岁左右再施行根治术。近年来在新生儿期亦有采用一期根治手术者。

常见的有三种手术：

（1）病变肠段切除，拖出型结肠、直肠端端吻合术，近端结肠翻出肛门外做吻合，保留直肠前壁2cm，后壁1cm斜行吻合。

（2）直肠后结肠拖出，侧侧吻合术。

（3）直肠黏膜剥除，结肠经直肠肌鞘拖出与肛管吻合术。

六、预防与调护

先天性巨结肠与基因突变有关系，尚无有效方法可以预防该疾病。目前也无孕期检查可直接发现该疾病。可以确定的是母亲孕期避免接触有毒有害物质，规律进行产前检查，对母亲和胎儿有利。先天性巨结肠患儿术后随访非常重要。术后1个月、3个月、6个月、1年、2年作为常规随访节点。定期评估患儿的控便和排便能力。同时预防先天性巨结肠相关性小肠结肠炎的发生。

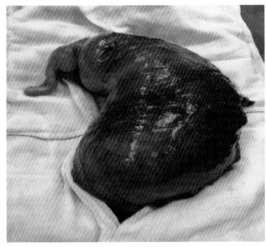

图 17-28　术中暴露巨结肠

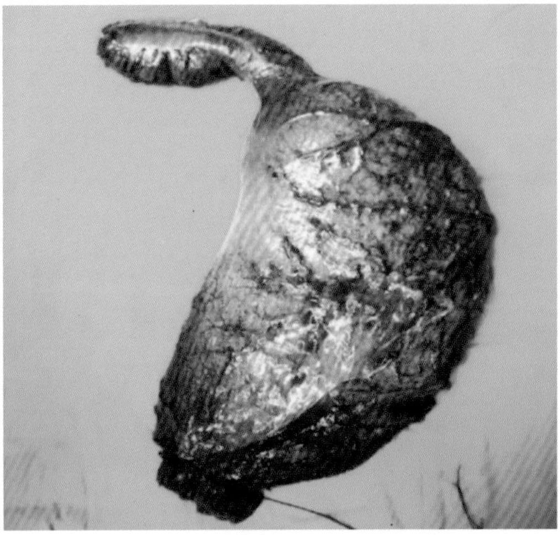

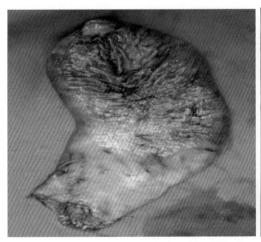

图 17-30　巨结肠标本（二）

图 17-29　巨结肠标本（一）

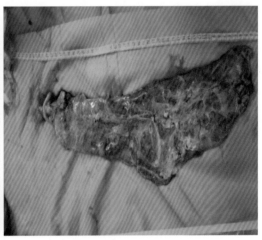

图 17-31　先天性巨结肠

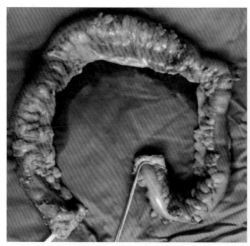
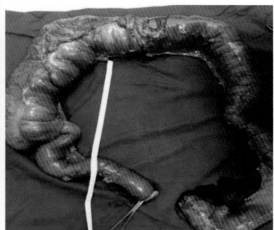

图 17-32　先天性巨结肠（全结肠）

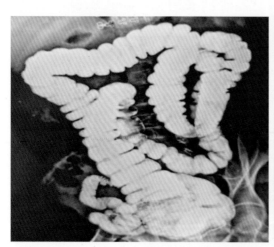
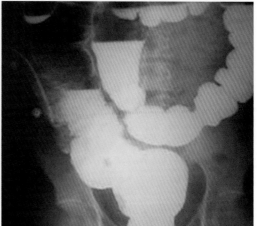

图 17-33　先天性巨结肠 X 片

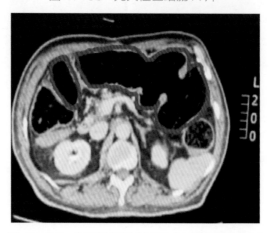

图 17-34　先天性巨结肠 CT（肠管明显扩张）

一、概述

便秘指排便不顺利的状态。本病病因通常人体机体功能衰退，消化功能减退，肠蠕动减弱，饮食习惯不良或药物滥用，精神心理或因素等，症状表现有排便困难、排便习惯改变、排便不尽感、排便不畅、排便次数改变、大便性状改变等。人口统计学显示：便秘症状在人群中的发病率超过27%，且女性多于男性。

二、病因病机

中医认为多是由于排便习惯不良，会阴产伤，感受外邪，饮食不节，年老体虚导致机能下降，或情志失调导致气机阻滞，或湿热下注，或脾虚气陷，或气阴两虚，或阳虚寒凝，日久损伤肠胃，大便排出困难或排出不尽等。

西医认为是摄入的食物或水分过少，使肠内的食糜残渣或粪便的量少，不足以刺激结肠的正常蠕动；肠道的蠕动减弱或肠道肌肉张力减低；肠腔有狭窄或梗阻存在，使正常的肠蠕动受阻，导致粪便不能下排等。

三、诊断

便秘属临床常见且多发病种，长期便秘极易诱发心绞痛、心肌梗死，甚至心源性猝死等，也易产生抑郁、焦虑等精神心理障碍，严重影响患者的日常生活，因此准确的临床判断及各项检查显得尤为重要。

（一）临床表现

便秘常表现为排便较费力、排出困难或者排不尽、排便时间较长，可能还需手法

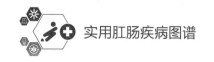

辅助排便等。

（二）专科检查

（1）直肠指检是检查肛管直肠结构有无异常和病变的一种方法，可以为大部分功能性出口梗阻型便秘提供诊断依据。

（2）肛门镜检查可以发现直肠黏膜是否松弛套叠、脱垂，直肠黏膜有无充血水肿、溃疡等情况，从而提供一定的临床依据。

（3）结肠镜检查可以发现炎症性、溃疡性肠病及结肠的形态及运动变化以及息肉和肿瘤等。

（4）排粪造影可以诊断直肠黏膜内脱垂、直肠前突、会阴下降、耻骨直肠肌痉挛、盆底失弛缓等原因导致的便秘，逐渐成为诊断出口梗阻型便秘的主要检查。

（5）结肠传输试验可以为结肠传输性便秘提供诊断依据。

（6）肛肠动力学检查系利用压力测定装置，检查盆底、内外括约肌、直肠功能状态及它们之间的协调情况，对判断便秘与上述结构的功能失常是否相关有重要意义。

（7）盆底肌电图是盆底痉挛综合征的有效诊断方法。以上详见图18-1 ~ 图18-24。

四、鉴别诊断

便秘需与结肠息肉、结肠癌等进行鉴别诊断。结肠息肉会影响结肠功能导致粪便排出受阻，部分患者会出现排便困难，结肠癌患者排便习惯会出现改变，部分患者会以便秘为主要表现，应做病理检查以鉴别。

五、治疗

便秘应首选非手术治疗，经过系统的保守治疗及中医辨证治疗后，大多数患者可缓解或减轻症状。若经过非手术治疗无效，可慎重考虑外科手术治疗。

（一）非手术治疗

（1）西医治疗临床上常用药物有泻剂、促动力药物、促分泌药物、微生态制剂及生物反馈疗法等。大部分患者短期效果显著，长期效果有待研究。

（2）中医治疗有中药、针灸、推拿、中医情志疗法、穴位贴敷及穴位埋线等，效果显著。

（二）手术治疗

由于目前评价手术治疗的效果较为困难，因此本病必须经过系统的非手术治疗无效后方可考虑。便秘的外科治疗术式多样，手术疗效不尽相同。应严格把握手术适应证，术前详细检查，认真分析和评估，以便选择最佳的手术治疗方案。

直肠内脱垂可选择硬化剂注射疗法、直肠黏膜胶圈套扎术及经腹直肠固定术。直肠前突可选择 Block 法、Sehapayan 法、经阴道切开直肠前突修补术。盆底失弛缓综合征患者行耻骨直肠肌部分切除术。

六、预防与调护

（1）调整心态，保持良好的情绪。

（2）注意饮食合理，每天饮用适量的水及多食富含纤维的食物。

（3）坚持每天适度的运动量以加强肠道蠕动。

（4）保持良好的排便习惯，定时排便及控制排便时间等。

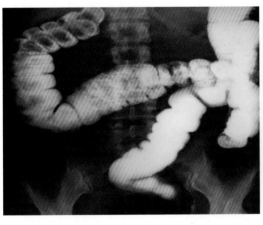 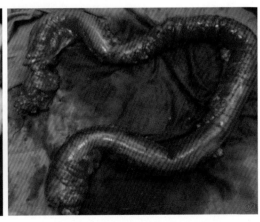

图 18-1 慢传输型便秘：结肠冗长（钡灌肠 X 线片）   图 18-2 慢传输型便秘：结肠冗长（术后标本）

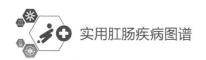

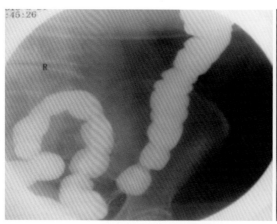

图 18-3　慢传输型便秘：结肠痉挛（钡灌肠X线片）

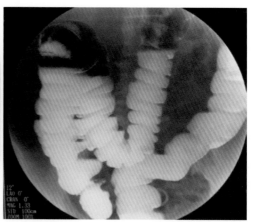

图 18-4　慢传输型便秘：横结肠、乙状结肠粘连（钡灌肠X线片）

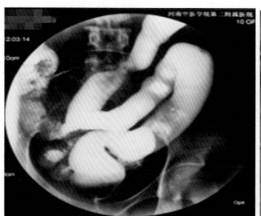

图 18-5　慢传输型便秘：泻剂结肠（钡灌肠X线片）

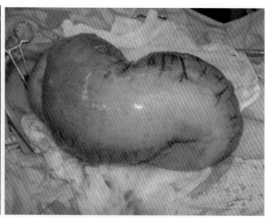

图 18-6　慢传输型便秘：泻剂结肠（术后标本）

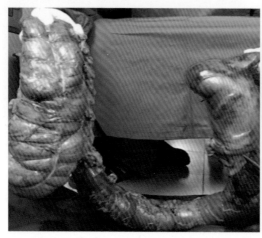

图 18-7　慢传输型便秘：结肠扩张（术后标本）

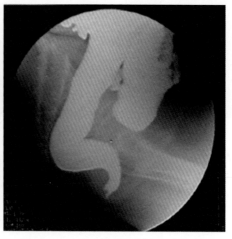

图 18-8　出口梗阻型便秘（钡灌肠X线片）静止

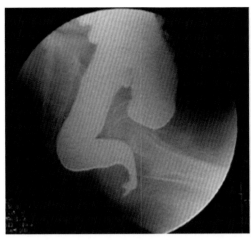

图 18-9　出口梗阻型便秘（钡灌
肠 X 线片）：提肛

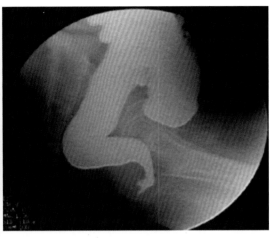

图 18-10　出口梗阻型便秘（钡灌
肠 X 线片）：力排

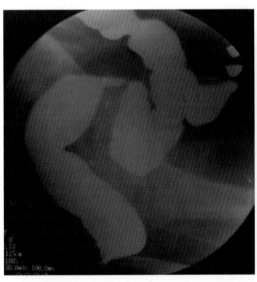

图 18-11　出口梗阻型便秘：直肠
前突（钡灌肠 X 线片）静止

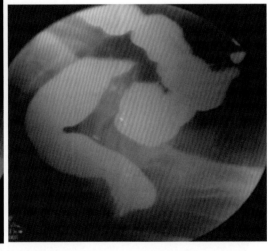

图 18-12　出口梗阻型便秘：直肠
前突（钡灌肠 X 线片）提肛

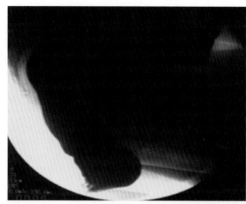

图 18-13　出口梗阻型便秘：直肠
前突（钡灌肠 X 线片）初排

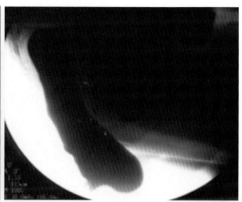

图 18-14　出口梗阻型便秘：直肠
前突（钡灌肠 X 线片）力排

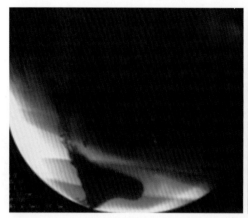

图 18-15　出口梗阻型便秘：直肠
前突（钡灌肠 X 线片）终了

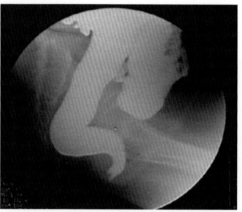

图 18-16　出口梗阻型便秘：耻骨
直肠肌（钡灌肠 X 线片）静止

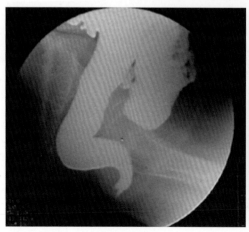

图 18-17　出口梗阻型便秘：耻骨
直肠肌（钡灌肠 X 线片）提肛

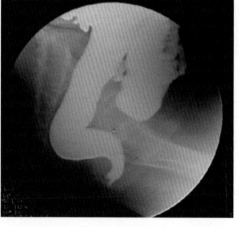

图 18-18　出口梗阻型便秘：耻骨
直肠肌（钡灌肠 X 线片）力排

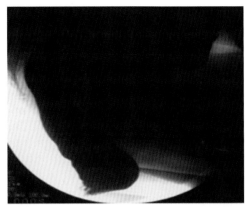

图 18-19 出口梗阻型便秘：耻骨直肠肌肥厚（钡灌肠 X 线片）：静止、初排、力排、排便终末无明显改变

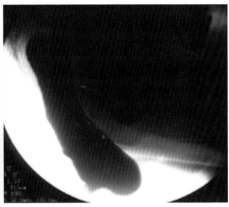

图 18-20 出口梗阻型便秘：巨型直肠（钡灌肠 X 线片）

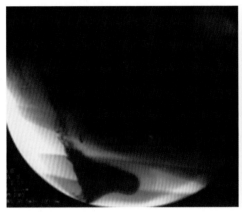

图 18-21 出口梗阻型便秘：盆底疝（小肠疝）（钡灌肠 X 线片）

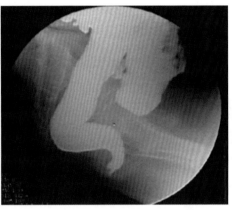

图 18-22 出口梗阻型便秘：盆底疝（乙状结肠疝）（钡灌肠 X 线片）

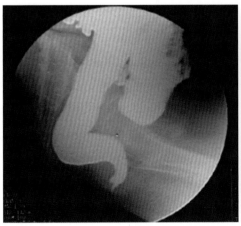

图 18-23 出口梗阻型便秘：乙状结肠痉挛（钡灌肠 X 线片）

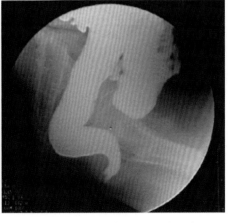

图 18-24 出口梗阻型便秘：直肠痉挛（钡灌肠 X 线片）

第十九章
炎症性肠病

炎症性肠病（inflammatory bowel disease，IBD）是一组原因未明的累及胃肠道的慢性非特异性炎症。由两大疾病组成：溃疡性结肠炎（ulcerative colitis，UC）和克罗恩病（Crohn's disease，CD）。世界各地均有发病，欧美为高发区。国内的发病率较欧美低，但是随着我国人民生活方式的逐渐西化，近年来发病率也逐渐上升。两种疾患的病因尚未完全明了，可能与环境、遗传及肠道微生态等多因素相互作用导致肠道异常、免疫失衡有关。炎症性肠病的发病机制可概括为环境因素作用于遗传易感者，在肠道微生物参与下引起肠道免疫失衡，损伤肠黏膜屏障，导致肠黏膜持续炎症损伤。男女均可发病，发病年龄有两个高峰，一是在 20～30 岁，随后发病率逐渐下降，到 60～70 岁又有一个高峰。

第一节　溃疡性结肠炎

一、概述

溃疡性结肠炎是一种原因不明的、非特异性弥漫性的大肠炎性疾病。发病年龄一般为 20～50 岁，男女无明显差别。慢性非特异性溃疡性结肠炎临床以腹痛、腹泻、黏液血便等为主要症状，并可发生严重的局部或全身的并发症，重症患者癌变率较高。中医虽无慢性非特异性溃疡性结肠炎的病名，但可归入"泄泻""痢疾""肠澼""滞下""肠间澼积"等范畴。

本病好发于欧洲和美洲，亚洲较少见，非洲更为少见。该病在不同国家、地区、种族人群中的发病率不同，有显著的地域和种族差异。大部分地区溃疡性结肠炎较克罗恩病发病率高，少部分地区溃疡性结肠炎与克罗恩病发病率相近，甚至克罗恩病较溃疡性结肠炎发病率稍高。

二、病因病机

（一）现代医学研究

1.发病因素

多数学者认为，与该病病情的发生和发展有关的因素有：

（1）遗传因素：据统计5%～15%的患者家庭成员及亲属患有本病。

（2）免疫因素：患者体内常出现结肠上皮细胞抗体及其他抗体和免疫复合物。细胞免疫功能异常的现象也屡有报道。

（3）外源性因素：如食物过敏（包括韭菜、生冷饮食等）、细菌病毒感染。

（4）其他：精神刺激、肠血管缺血病变等。

2.病理改变

最常发生于直肠、乙状结肠和降结肠，极少数严重病变可波及整个结肠，甚至回肠末端；一般不超过回肠末端以上20cm肠段，病变多自直肠向近端结肠蔓延扩展，约95%以上侵犯直肠、乙状结肠。病理改变常局限于黏膜或黏膜下层，黏膜层充血、水肿、出血及形成大小不等的溃疡，表面有脓血黏液、炎性渗出物，炎症反应为非特异性。黏膜修复过程可有假息肉形成，溃疡愈合后，大量瘢痕形成时可导致结肠缩短及肠腔狭窄。

（二）中医认识

本病发生的基础是脾胃虚弱，正如张景岳说："泄泻之本无不由于脾胃。"然而导致本病发作的诱因主要是饮食不节，进食生冷、不洁食物，损伤脾胃，或者七情过伤肝气，使之运化无力，食积湿胜。外受风、寒、湿诸邪之侵扰，尤其寒湿之邪，因其最易困阻脾胃，脾胃运化无力，清浊不分，混杂而泻，所以有"湿多成五泄""无湿不成泻""湿胜则濡泻"之说。正如《医宗必读》云："泻皆成于土湿，湿皆本于脾虚。"湿盛能伤脾，脾虚可生湿，二者互相影响，互为因果。然而本病湿盛化热，湿热相合成为湿热败浊，蕴结大肠，倾利肠液，传化失常，泄泻而作，迁延不止，愈泄愈虚，气随泄去，气去阳衰，久必及肾，必然导致脾肾阳虚。所以湿热稽留蕴结大肠，传化失常是本病的直接因素，而脾肾阳虚则是久治不愈的重要因素。另外，还有

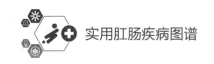

其他原因，如七情所伤，肝郁气滞，以及久病血瘀，脉络不通，甚或久病伤阴，阴血亏虚，这些病理因素，亦会使疾病变得复杂，应注意不失时机地辨证给药，阻断各种病理因素，减轻病痛。

三、诊断

至今仍缺乏特异、精确敏感的方法，亦无被广泛接受的诊断标准。临床上出现原因不明的、持续性、反复性的黏液脓血便，应考虑本病；组织病理检查，细菌培养排除肠道特异性感染；结肠镜检查显示肠黏膜糜烂、溃疡、炎性息肉、萎缩及重度者肠管正常形态消失等特点，则可诊断。

（一）临床表现

本病表现多样化，轻重不一，发病可急可缓。多数患者常反复发作，发作间期症状可缓解。主要表现为腹痛、腹泻、便脓血及里急后重感，部分患者可有腹胀、恶心、呕吐、食欲减退、乏力、发热、体重减轻等全身表现，可有关节痛等肠外表现。其症状与病变范围和严重程度相平行。

（二）体征

除有发热、脉速和失水的表现外，左下腹或全腹部常有压痛，伴有肠鸣音亢进，常可触及如硬管状的降结肠或乙状结肠，提示肠壁增厚，难与结肠痉挛相鉴别。急性结肠扩张者常有腹胀，上腹部明显膨隆。病变范围广泛的急性活动期患者，可有腹肌紧张，轻型病例或在缓解期无阳性体征。

（三）专科检查

直肠指检：常有触痛，肛门括约肌常痉挛，但急性中毒症状较重的患者可松弛。指套染血。以上详见图 19-1 ~ 图 19-13。

（四）现代仪器诊断

1. 实验室检查

（1）血液检查：可有轻度或中度贫血。白细胞计数增高及血沉加速，严重者凝血酶原时间延长，凝血因子 V、VII、VIII 活性增加，纤维蛋白原增加，血浆纤维结合素降低，血清白蛋白及钠、钾、氯降低。

（2）粪便检查：有黏液及不同量的红、白细胞。急性发作期，粪便涂片常见大量多核的巨噬细胞。粪便培养阴性。

2.X 线检查

急性期和慢性期的 X 线表现为肠管边缘模糊、黏膜皱襞失去正常形态、结肠袋消失、铅管状结肠、结肠局部痉挛性狭窄和息肉，还可见到溃疡引起的锯齿样影像等。

3. 结肠镜检查

是最有价值的诊断方法。镜检可见黏膜弥漫性充血、水肿，黏膜下血管模糊不清或消失，黏膜面呈颗粒状，质脆易出血，常有糜烂或浅小溃疡，附着黏液或脓性渗出物。后期可见炎性息肉，结肠袋消失。对重型患者进行检查应慎防结肠穿孔。

四、鉴别诊断

1. 痢疾

在急性发作时，一般能找到细菌及阿米巴原虫等病原微生物，抗菌或抗原虫治疗有效。

2. 结肠克罗恩病

本病好发于回肠末端和升结肠。病理以淋巴组织肉芽肿样增生病变为主，本病腹痛、腹块多在右下腹及脐周，稀溏粪便中少见黏液、脓血，很少出现里急后重。故 X 线检查多见结肠狭窄和瘘管形成。病变多为跳跃性、节段性和不对称性。

3. 直肠结肠癌

左侧结肠癌以亚急性和慢性肠梗阻为主要表现，晚期常因癌溃破而出现鲜红色血便，或伴黏液或脓液。贫血、消瘦、腹块、不规则发热有时也较多见。有报道直肠癌患者1/5有便血。肛门指检、乙状结肠镜、钡灌肠、纤维结肠镜等是主要的诊断方法，病理活检即可确诊。

4. 其他

还须和肠结核、功能性腹泻、血吸虫病、结肠息肉病、结肠憩室炎、放射性肠炎、缺血性结肠炎等进行鉴别。

五、治疗

本病一般呈慢性病程，为终身复发性疾病，因病程漫长者癌变危险性增加，应积

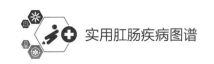

极进行治疗，一般选择药物治疗可获得较好疗效；若出现大出血、肠穿孔、重型患者特别是合并中毒性巨结肠及经内科治疗无效且伴有严重毒血症者，应紧急手术治疗。治疗目标是诱导并维持症状缓解以及黏膜愈合，防治并发症，改善患者生存质量。根据病情严重程度、病变部位选择合适的治疗药物。

（一）一般治疗

患者应注意休息，饮食营养健康。尤其是活动期患者应充分休息，减少精神和体力负担，流质饮食，病情好转后改为富含营养的少渣饮食。因牛奶过敏或不耐受发病的患者应该注意限制乳制品摄入。

（二）内治法

1. 西医药治疗

（1）氨基水杨酸类制剂：为治疗溃疡性结肠炎的常用药物，主要发挥抗炎作用，适用于轻、中型患者或重型经糖皮质激素治疗症状已有缓解者的维持治疗。此类药物可有不良反应，如恶心、呕吐、食欲减退、头痛、可逆性男性不育等，这些不良反应和剂量有关，停药后多可解。

还有些不良反应属于过敏，如皮疹、粒细胞减少、自身免疫性溶血、再生障碍性贫血等。服用此类药物须定期复查血常规，出现不良反应时立即改用其他药物。

（2）抗生素：有继发感染者，可用青霉素、氯霉素、庆大霉素等。

（3）激素类：对急性发作期有较好的疗效，特别适用于中重型活动期患者，并且对氨基水杨酸类制剂效果不佳的轻中型患者可选用该药。此类药物主要通过非特异性抗炎和抑制免疫反应发挥作用。可口服、静脉滴注、灌肠。

（4）免疫抑制剂：主要用于疾病缓解后的维持治疗，对于氨基水杨酸类制剂维持治疗无效的或者对糖皮质激素产生依赖的患者可以选择使用此类药物。

2. 中医药治疗

根据不同证型，辨证施治。

（1）湿热内蕴型，治宜清热利湿，调气行血化滞，方用白头翁汤或芍药汤加减。

（2）气滞血瘀型，治宜活血行气化瘀，方用少腹逐瘀汤加减。

（3）脾肾两虚型，治宜补脾益肾，固涩止泻，方用四神丸、真人养脏汤加减。

（4）阴血亏虚型，治宜滋阴养血，方用六味地黄汤、四物汤加减。

（5）脾胃虚弱型，治宜补益脾胃，方用参苓白术散或四君子汤加减。

（6）肝郁脾虚型，治宜疏肝健脾，方用痛泻要方或逍遥散加减。

（三）外治法

（1）美沙拉嗪栓纳肛。

（2）可辨证施治，选用中药复方黄柏液或康复新液加锡类散或加云南白药或加三七粉，保留灌肠。

（四）手术法

溃疡性结肠炎，经上述治疗病情可获得缓解，少数需要外科处理术的指征为：病情急剧恶化，并发肠穿孔或濒临穿孔，急性肠扩张，大量或反复严重出血，肠狭窄并发肠梗阻，癌变或多发性息肉，并发中毒性巨结肠，结肠周围脓肿或瘘管形成，并发关节炎、皮肤和眼部病变且药物治疗无效，长期内科治疗无效者。因本病导致发育障碍者，应考虑手术治疗，手术方式有多种：①乙状结肠直肠切除、结肠肛管吻合术；②全结肠直肠切除、回肠造口术；③全结肠切除、回直肠吻合术；④全结肠直肠切除、回肛吻合术等。对患者选用何种方式应根据病变性质、范围、病性及患者全身情况做出决定。

六、预后与转归

虽病程漫长，有多次缓解和复发，不易彻底治愈，但大部分患者预后良好，尤其是轻型病例经治疗后病情可长期缓解。预后的好坏还取决于病型，并发症的有无、治疗条件的好坏及治疗是否及时、得当。轻型者预后好，治疗缓解率为50％左右。但并发急性中毒性结肠扩张时，预后严重。由于病程冗长，病变广泛的活动性病例有并发结肠癌的危险性。据统计，本病总的病死率为8.9％。上海一项对117例溃疡性结肠炎患者的研究中总的病死率为7.7％，重型患者的病死率达28.4％，与国外Watts报道全结肠炎死亡率为25.5％相似。

七、预防与调护

（1）注意饮食卫生，严把病从口入关。

（2）生活规律，勿暴饮暴食。

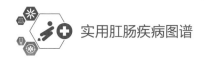

（3）谨风寒，慎起居。

（4）避免过食辛辣刺激之品，少饮牛奶及乳制品。

（5）戒烟酒。

（6）可采用食疗方进行食疗。如可用山药、大枣、桂圆、杞果、莲子等进行煲粥。

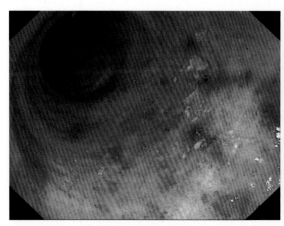

图 19-1　降结肠黏膜浅溃疡、糜烂、出血，血管纹理消失

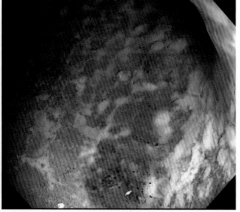

图 19-2　溃疡性结肠炎暴发期肠壁大片脓苔、黏膜糜烂、散在出血点

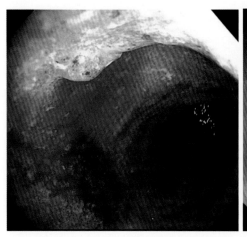

图 19-3　溃疡性结肠炎发作期升结肠溃疡、糜烂、大量脓苔

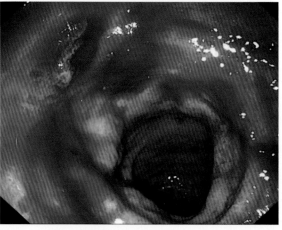

图 19-4　溃疡性结肠炎直肠型直肠溃疡，并糜烂出血

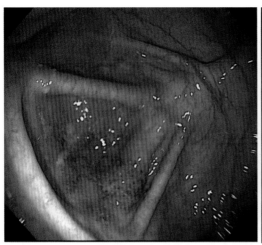

图 19-5　回盲部浅表溃疡、出血、有脓苔附着

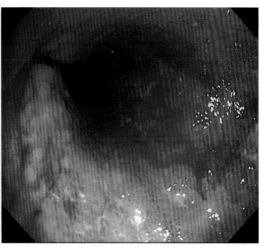

图 19-6　弥漫性肠壁炎症、水肿、出血，肠腔狭窄

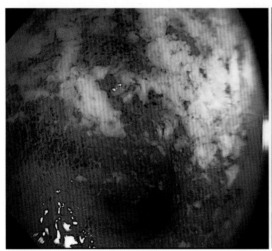

图 19-7　重型溃疡性结肠炎，肠壁水肿、出血、溃疡，附有大量脓苔，肠腔狭窄

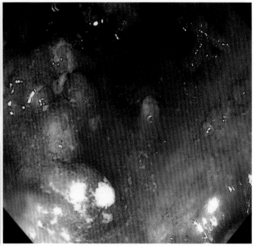

图 19-8　溃疡性结肠炎缓解期大量假息肉及溃疡出血同时存在

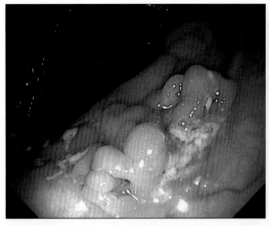

图 19-9 溃疡性结肠炎假息肉形成，并有脓苔、溃疡

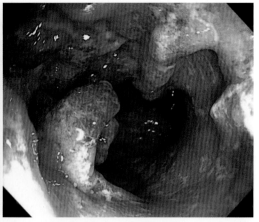

图 19-10 溃疡性结肠炎再燃期，连续性溃疡、糜烂、出血，伴假性息肉形成，肠腔狭窄

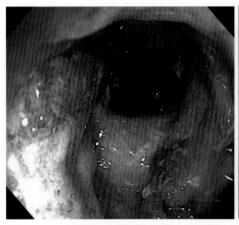

图 19-11 溃疡性结肠炎发作期，弥漫性结肠黏膜溃疡、肠腔变窄、血管纹理模糊

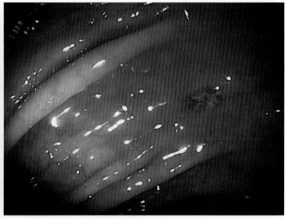

图 19-12 结肠孤立性溃疡，附有脓苔

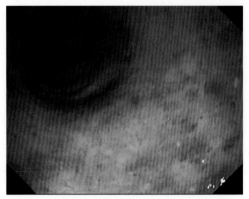

图 19-13 （降结肠）溃疡性结肠炎休息期，肠壁轻度水肿，血管纹理模糊，伴糜烂出血

第二节　克罗恩病

一、概述

克罗恩病（CD）是一种以肉芽肿合并纤维化和溃疡的消化道疾病。世界卫生组织（WHO）定义为一种原因未明的亚急性及慢性炎症疾病，可在全消化道发生，多见于末端回肠及右半结肠。此病在文献中有不同名称，如末端回肠炎、局限性肠炎、肉芽肿性肠炎、瘢痕性肠炎、壁层性肠炎、节段性肠炎等。可累及胃肠以外的组织器官，如关节炎、虹膜炎、肝病等。发病多在中青年，男性患者多于女性。属中医"腹痛""腹泻""肠结""积聚"等范畴。有关"泄泻""腹痛""关格"，均首见于《黄帝内经》。东汉张仲景《金匮要略·腹满寒疝宿食病脉证治》谓："病者腹满，按之不痛为虚，痛者为实，可下之。"明代张景岳《景岳全书·泄泻篇》论述"泄泻之本，无不由于胃"，"泄泻之因，惟水火土三气为最"，"凡泄泻之病，多由水谷不分，故以利水为上策"。明代赵献可《医贯》有关于关格证的详细描述。张锡纯提出用大承气汤加减治疗，结果治愈。

二、病因病机

（一）现代医学研究

1. 流行病学

本病患者分布于世界各地，国内较欧美少见。近十年来临床上已经较前多见。男女间发病无显著差别。任何年龄均可发病，但青壮年占半数以上。

2. 病因

病因尚未明，可能为多种致病因素的综合作用，与免疫异常、感染和遗传因素似较有关。此外，神经内分泌改变、反应性氧代谢产物等药物、精神因素可能通过多个环节参与疾病的发生。早期断奶、儿童期肠道感染和抗生素使用、西化的饮食习惯、吸烟等在 CD 中的作用均有报道。

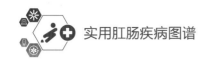

（二）中医认识

中医认为本病由身体虚弱、感受外邪、饮食所伤、情志失调导致脾肾功能障碍，气机阻滞，气滞血瘀而致腹痛、腹泻、积聚等症。病位在肠道，涉及脾胃。脾胃虚弱，气血化源不足，内不能调和于五脏，外不能洒陈于营卫经脉，由虚致损，可成虚劳。湿阻肠道是本病的基本病机。若人体脾虚，湿从寒化，阳旺之躯，则湿从热化，湿随气滞，腑气失通，先有气滞，继之阻络，久则瘀结，发展为瘀血积肠；若湿热蕴结，入于营血，盘踞肠壁，酿成脓毒，形成热毒伤肠；病情迁延，反复发作，耗伤脾气，终致脾气下陷。其病情总以湿浊阻滞之实证为主，日久因实致虚，而呈虚实夹杂之变。实则不外湿、毒、瘀；虚则脾肾气虚、阳虚等。

三、诊断

克罗恩病的临床症状复杂多样，病程为逐渐发展，伴有急性期，有些病例可长期无症状，或有症状较少的间隔期。典型病例有临床三联征：即腹痛，腹泻，体重减轻。约有30％患者发生肠外症状。世界卫生组织于1975年制定的克罗恩病诊断标准：①非连续性或区域性肠段病变；②肠壁全层性病变或伴有肿块和狭窄；③病变肠段黏膜呈铺路石样或有纵形溃疡；④结节样非干酪性肉芽肿；⑤裂沟或瘘管形成；⑥肛门病变(难治性溃疡，非典型肛瘘或肛裂等)。具有上述①②③项者为可疑，再加上④⑤⑥项之一者可确诊。有①②③项中的两项加上④项者也可确诊。

（一）临床表现

1. 腹痛

80％～90％的患者有腹痛，多局限在右下腹或病变所在处，可伴有肠鸣、肠狭窄、肠梗阻，肠腔内脓肿与瘘管形成。

2. 腹泻

80％～90％的患者可有腹泻，糊样便、黏液便、脓血便、里急后重。小肠病变广泛者，可出现泡沫状恶臭的脂肪泻。

3. 腹部包块

约1/3患者可扪及肿块，多位于左下腹、脐周，有时可经直肠或阴道检查时发现，肿块由增生的肠袢、腹腔内粘连、肿大的淋巴结、瘘管脓肿等引起，肿块中等硬度，较固定，伴有压痛。详见图 19-14 ～ 图 19-21。

（二）肠外表现

1. 口腔黏膜病变

口腔可有肿胀、结节、疼痛、溃疡。溃疡可呈鹅口疮样，铺路石样。

2. 关节损伤

可有游走性关节痛、关节炎、强直性脊椎炎、杵状指。

3. 其他

皮肤损害可见结节性红斑、脓皮坏疽、球结膜炎、虹膜睫状体炎、角膜炎，以及心包炎、血管炎等。

（三）全身表现

可出现发热，营养不良，骨质疏松，电解质紊乱，严重者可出现恶病质。

（四）体征

由于病变侵犯肠管的不同，体征各异，常有以下体征：典型的患者可见面色苍白，严重者明显消瘦、贫血，儿童与青少年患者生长发育迟缓，部分患者出现杵状指、肝掌和结节性红斑等。末梢肢体水肿提示体内蛋白不足。

（1）腹部肿块：右下腹常可触及压痛的肿块，多由于肠曲间粘连，肠系膜淋巴结肿大，肠壁及肠系膜增厚造成，或因内瘘或局部脓肿形成所致。

（2）瘘管形成：瘘管是克罗恩病的特有体征，其发病率有 14.2％，甚至有报道达 80％。内瘘管多发生在肠管与膀胱、阴道、肠系膜或腹膜后。内瘘管发生在肠曲间，可使腹泻加重，造成营养及全身状态恶化。瘘管通向的组织和器官常因粪便污染而发生感染。外瘘则通向腹壁或肛周皮肤。

（3）肛门及直肠周围的病变：肛门直肠周围脓肿、窦道、肛裂、瘘管是克罗恩病常见体征。这些病变可存在多年后有时才出现腹部症状。肛门周围软组织病变的活组织检查可发现肉芽肿性炎症病理变化。

（五）现代仪器诊断

1. 实验室检查

（1）血液检查：70％患者有不同程度的贫血，病程活动时白细胞可增高。约半数

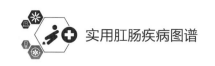

患者血沉增快，大便潜血阳性，血清免疫球蛋白增高，白蛋白降低提示营养不良或大便中蛋白质丢失增加。

（2）粪便检查：粪便隐血试验常为阳性。病性在左侧结肠、直肠者，粪便常有红细胞及脓细胞。

（3）血生化检查：血清 α_2 球蛋白增高，严重者血清白蛋白、钾、钠、钙等均降低，凝血酶原时间延长。病变活动者血清溶菌酶浓度可增高。

2. 胃肠 X 线钡餐检查

最细微的病变是环形皱襞增厚和水肿，病变轻时可见细小口疮样溃疡，结肠袋消失是细微的早期征象。约 85％大肠 CD 患者均有远端小肠的病变，以逆行钡剂检查效果最佳。

（1）由于肠道病变呈阶段性，X 线可呈"跳跃"征象，病变部位多见于回肠末端与右侧结肠，也可涉及其他肠段。

（2）病变黏膜皱襞粗乱，有铺路卵石样充盈缺损，肠腔轮廓不规则，边缘呈小锯齿状。

（3）回肠下段肠腔狭窄，肠壁僵硬，黏膜皱襞消失，呈现细的条状钡影，又称线样征，是典型的 X 线征象。

（4）有时可见肠袢相互分开，多由于病变肠壁、肠系膜水肿增厚造成。

3. 结肠镜及活组织检查

（1）内镜可发现微小和各期病变，如黏膜充血、水肿、溃疡、肠腔狭窄、肠袋改变、假息肉形成及卵石状的黏膜相。

（2）黏膜活检每个病变的组织至少取两处，病变部位较典型的改变有：①非酪性肉芽肿；②阿弗他溃疡；③裂隙状溃疡；④固有膜慢性炎细胞浸润、底部和黏膜下层淋巴细胞聚集；⑤黏膜下层增宽；⑥淋巴管扩张；⑦神经节炎；⑧隐窝结构大多正常，杯状细胞不减少等。经口做小肠黏膜活检对确诊十二指肠和高位空肠的克罗恩病有帮助。

四、鉴别诊断

1. 溃疡性结肠炎

克罗恩病与溃疡性结肠炎的鉴别诊断参见表 19-1。

表 19-1 克罗恩病与溃疡性结肠炎鉴别要点

项目	克罗恩病	溃疡性结肠炎
常见部位	回肠、右半结肠	直肠、左半结肠
分布	病变肠段间黏膜正常	病变弥漫分布
腹泻	中度	严重，里急后重
腹痛	较重，常在右下腹或脐周	较轻，常在左下腹
腹块	常见	少见
粪便	一般无黏液、脓血	常有黏液、脓血
直肠受累	约20%	几乎100%
直肠出血	间断（约50%）	常见（100%）
肛周病变	肛瘘、脓肿常见	少见
腹壁瘘和内瘘	常见	少见
中毒性巨结肠	无	可有
X线	节段性肠段受累，肠腔狭窄多有瘘管	弥漫，点状锯型，隐窝脓肿均匀，肠缩短
结肠镜	片状受累，卵石样黏膜病变，线状与沟槽溃疡，有肉芽肿、浆膜炎	均匀受累，糜烂与浅溃疡黏膜脆性增加，轻触易出血
癌变	罕见	可见

2. 盲肠癌

患者年龄多在40岁以上，病程呈进行性发展。右下腹块常见，质坚并有结节感。X线钡剂灌肠检查显示盲肠有充盈缺损，纤维结肠镜和活组织检查可发现癌瘤证据。

3. 急性阑尾炎

很少有腹泻，右下腹压痛限于麦氏点。实验室检查白细胞增高明显。

4. 其他

还须和放射性结肠炎、肠结核、阿米巴肠病、急性出血坏死性肠炎、缺血性结肠炎、结肠息肉病、小肠恶性淋巴瘤等进行鉴别。

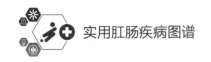

五、治疗

克罗恩病属消化系统疑难病症之一，目前西医对本病无满意根治疗法。维持营养、纠正水电解质平衡乱、改善贫血和低蛋白血症等全身情况支持疗法实属重要。控制炎症、解痉、止痛、止泻也有利于症状的好转。在急性炎症期用肾上腺糖皮质激素及柳氮磺吡啶可使病情缓解。急性肠梗阻形成时应紧急手术。

（一）一般治疗

（1）进食少渣、无刺激性、富于营养的食物；浓茶、咖啡、冷食及其他调味品不宜食用。

（2）轻症患者应注意劳逸结合，病情重且有活动性病变者应卧床休息。

（3）病情严重需禁食者，要采用胃肠外高营养治疗，静脉滴注葡萄糖、复方氨基酸、人体白蛋白、脂肪乳，必要时可适量输血。及时纠正水电解质平衡紊乱并注意维生素及微量元素的补充。

（二）内治法

1. 西医药治疗

（1）对症治疗：在腹痛腹泻明显时，除注意减少食用纤维素食物外，可给予抗胆碱能药物阿托品或颠茄片以缓解疼痛，减轻肠蠕动。肠梗阻者慎用。腹泻重者，可选用止泻药，如洛哌丁酸、考来烯胺。

（2）5-ASA缓释剂：该药对结肠克罗恩病是首选药，用于轻度患者。美沙拉嗪缓释剂，2~4.8g/d，治疗反应在服药4周后较明显，维持治疗可用3g/d长期用药。柳氮磺吡啶在维持治疗中无效。该药的副作用有恶心、呕吐、皮疹、白细胞减少、溶血反应等，用药期间应注意观察。

（3）抗生素：对5-ASA缓释剂不能耐受或无效者，使用抗生素治疗，几种抗生素交替使用疗效可能更佳。

（4）肾上腺糖皮质激素：主要用于重度或5-ASA缓释剂和抗生素无效的轻度患者。病变以左半结肠为主者可用激素保留灌肠。该药对以小肠病变为主伴有肠外表现的活动期患者有效，远期效果不肯定，不能防止复发。

（5）免疫抑制剂：主要有6-巯基嘌呤、硫唑嘌呤、甲氨蝶呤等。

2. 中医药治疗

根据不同证型，辨证施治。

（1）湿热瘀阻型，治宜清热利湿，理气化瘀，方用葛根芩连汤加减。

（2）气滞瘀结型，治宜行气通腑，逐瘀散结，方用桃仁承气汤加味。

（3）脾肾两虚型，治宜温补脾肾，方用四君子汤合四神丸加味。

（三）外治法

西药虽对缓解症状有一定疗效，但长期服用，副作用较多。近年来报道采用中药灌肠法效果较好，可使药物直接作用于病变肠道，有利于药物的吸收和发挥作用，又能避免胃酸对药物的影响。由于克罗恩病病位较广泛，灌肠药液量以 100 ~ 200mL 为宜，肛门插入深度 25 ~ 30cm。灌肠方可采用辨证施治方或单验方，可在灌肠方中加入锡类散、养阴生肌散、青散、通用消肿散，愈合溃疡效果明显。

（四）手术治疗

1. 手术指征

（1）慢性消耗如由于长期腹泻大量蛋白质的丢失，造成了营养不良、消瘦、体重下降、丧失劳动能力，经各种药物治疗无效的患者，可行病变肠段切除术。

（2）已形成了完全性肠梗阻、瘘管与脓肿，经内科治疗无效，急性肠穿孔或不能控制的大量出血，应及时行手术治疗。

（3）发生肠－阴道、肠－膀胱瘘者，常影响正常生活并反复泌尿系感染，应行手术治疗。

2. 手术方式

（1）部分结肠切除吻合术：右侧结肠部分切除、回盲结肠吻合术适用于回盲部和升结肠克罗恩病。横结肠切除吻合术适用于横结肠克罗恩病。乙状结肠切除术适用于乙状结肠克罗恩病。

（2）全结肠切除术：适用于结肠病变广泛不能做部分切除吻合，直肠无病变、膨胀性好、肛门功能及括约肌功能良好、肛门部无感染及瘘管、回肠病变不严重的患者。手术方式分为一期吻合术和二期手术。

1）一期吻合术：适用于无中毒结肠炎、腹内无感染、营养不良不显著的患者。

2）二期手术：适用于发现腹内有感染、营养不良显著的患者。

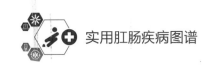

（3）全结肠直肠切除、回肠造口术：大肠克罗恩病侵犯结肠、直肠、肛管和肛门部的患者可行全结肠直肠切除和永久性回肠造口术。

（4）回肠袢状造口术：患中毒性巨结肠、全身极度衰竭、需紧急减压以挽救生命的患者。

（5）腹会阴联合切除、结肠造口术：适用于病变位于直肠、肛门部和乙状结肠的克罗恩病者。

（6）肛门部克罗恩病常采取姑息治疗，对脓肿疼痛可简单切开引流，防止广泛破坏。对肛瘘在肠内病变静止期做肛瘘切开术。直肠内病变严重和肛门括约肌破坏的应做直肠切除术，但常复发，有的需做回肠造口或结肠造口术。

对危重患者，应合理应用损伤控制性原则，手术不应强求切除病变组织，可先将病变肠管的近端行暂时转流性造口，同时放置引流，以最小的创伤解决感染和肠内营养通路等问题，待感染控制及患者一般情况改善后，再考虑切除病变肠段，行肠管吻合术。如危重患者不能耐受大手术或并发症风险高，可根据具体情况先行微创手术如腹腔镜下临时造口术、脓肿引流术、肠内营养管放置等。

（五）放射治疗

有人认为采用腹部放疗对早期患者可作为辅助疗法的一种，对增生的淋巴组织及对急性复发病变也有好处。有以下情况者可考虑使用：

（1）手术后复发，不宜再做手术者。

（2）弥漫性空肠、回肠炎，范围广泛，不伴肠狭窄，估计手术效果差者。

（3）胃、十二指肠克罗恩病，需做胃切除，为减少手术后空肠溃疡的可能，减少胃壁细胞的泌酸功能者。

（4）早期非梗阻性病变，其他疗法无效者。

亦有采用新型疗法，如生物疗法、干细胞治疗等。

六、预后与转归

本病多为慢性渐进型，虽可自行缓解，多有反复。病程长者或对药物反应不好者，约2/3需要手术治疗。重症患者病变较深，侵及结肠全层者，整个消化管道均可受累，引起并发症较危重，预后差。急性重症病例常有严重毒血症和并发症，总的死亡率为 10％～15％，大多死于并发毒血症及全身衰竭。严重病例的 80％～90％需手术治疗。类固醇激素，活动期症状控制后立即撤药，有 10％～15％的患者停用后复发，需要长期服药维持，泼尼松 10～15mg/d，或隔日口服，用药时间 2～3 个月。其用药原则是：以最小的剂量，维持缓解。

七、预防与调护

参见溃疡性结肠炎。

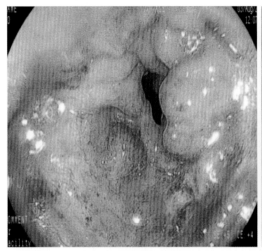

图 19-14　克罗恩病并肛管狭窄形成无痛性肛管溃疡／肛裂

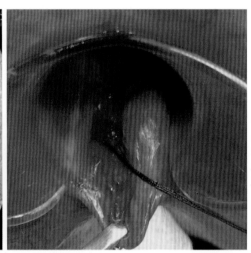

图 19-15　提示肛周克罗恩病变

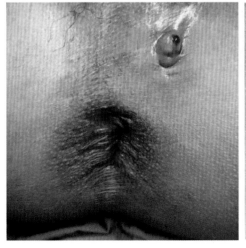

图 19-16　克罗恩病伴肛瘘形成期

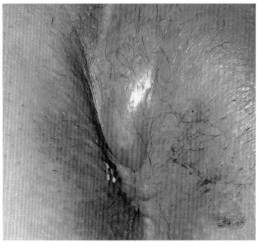

图 19-17　克罗恩病伴肛周脓肿期

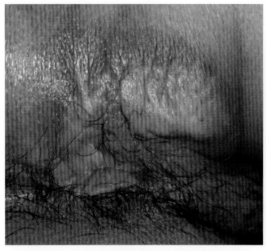

图 19-18 克罗恩病伴，肛周鸡冠
样皮赘

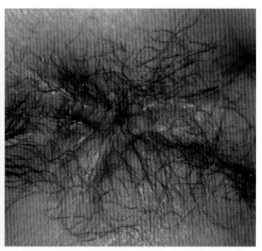

图 19-19 克罗恩病伴，肛周水肿
性皮赘，伴糜烂

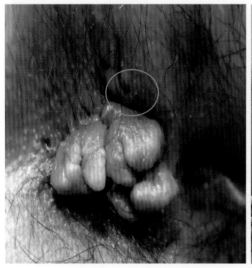

图 19-20 象耳状皮赘伴肛瘘外口

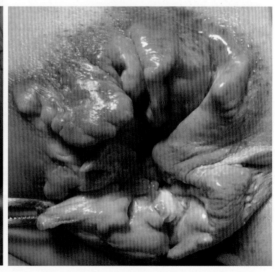

图 19-21 弥漫性皮赘形成，提示
严重的远端直肠炎性病变

第二十章
骶前肿物

一、概述

骶前肿物是发生在骶骨和直肠之前间隙内的囊性肿物，也称直肠后肿瘤，是当今世界公认的外科领域的难治性疾病之一。本病多见于中年女性，男女之比 1 : 3，40% 是先天性病变，60% 由新生物病变引起，如骨性、神经源性以及纤维、肌肉、血管、淋巴起源。骶前肿瘤临床上较为少见，据统计全球每年的发病率为 0.25‰ ~ 1.40‰，且女性发病率更高。根据组织胚胎学来源和病理性质，临床最常见的有皮样囊肿、表皮样囊肿、畸胎瘤、恶性畸胎瘤。本病归属于中医"锐疽""鹳口疽""肛痈"的范畴。

二、病因病机

中医方面认为该病由三阴亏损，督脉经浊气湿痰流结而成。《灵枢·痈疽》曰："发于尻，名曰锐疽。其状赤坚大，急治之，不治，三十日死矣。"

西医认为机体的内分泌、遗传、免疫、精神忧郁等因素以及多种疾病也与本病发生相关。

（1）遗传因素：遗传倾向就是易感性，可能是几方面的变化所致，如基因遗传有某种酶活性改变、染色体畸形或免疫系统有某些特别缺陷。

（2）内分泌因素：促进组织细胞增长的激素分泌失常，可能影响肿物的发生与发展。

（3）免疫因素：先天性免疫缺陷导致肿物的发生，其发生和发展可能是免疫监视失效的后果。原因可能是某些"封闭因子"干扰细胞免疫，或是肿物细胞本身抗拒免疫。

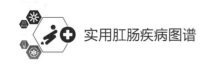

（4）其他因素：营养、微量元素代谢、精神因素等。总之，综合病因的概念比单一病因学说更符合临床实际。

三、诊断

临床发生率低，位置深、起病隐匿、发展缓慢，早期无任何症状，发展到一定程度容易继发感染，时常伴有肛瘘现象，临床上诊断及误诊率较高，切开或自行破溃后，伤口经久不愈，或多次行手术治疗不愈，治疗难度较大，因此是当今世界公认的外科领域的难治性疾病之一。因此准确的临床判断、充分的专科检查及必要的辅助检查是早期诊断最重要的手段。

（一）临床表现

最常见的是疼痛与便秘，部分患者仅表现不同程度的肛门坠胀，疼痛多为骶尾或会阴部胀痛，偶尔发生在臀部、腰下部、肛门直肠或放射到下肢，坐时加重或表现为不典型的腰背痛。骶前肿物的临床症状与肿物的大小和感染有关，疼痛为最多见症状，常因坐位或站立改变体位而引起疼痛，疼痛程度不剧烈，多表现为胀痛。肿物增大后压迫相邻脏器产生相应症状，如压迫直肠可引起便秘、排便困难等，压迫膀胱可有尿失禁、排尿不畅、尿潴留等症状。

（二）专科检查

肛后小凹是骶前囊肿的重要体征，易与肛瘘外口混淆而误诊为肛周脓肿或肛瘘。直肠指检可扪及后壁饱满或肿块，直肠指检具有最简便易行、无创伤、阳性率高的特点。文献报道 67% ～ 96% 的骶前肿物可通过直肠指检而发现。指检尚可明确肿物是否来自直肠内，以及肿瘤大小、质地、表面及活动度，并可指导手术入路及判断其良恶性。

（三）辅助检查

X 线检查可发现肿物对骨质有无破坏，B 超、CT、MRI 检查在盆腔腹膜后肿瘤的早期阳性诊断率为 85.7%。尤其 MRI 检查可显示病灶及其周围解剖结构，若合并感染可显示肛瘘瘘管内口和位置高低，故对骶前肿物的术前诊断有优势。

四、鉴别诊断

与肛周脓肿相鉴别：肛周脓肿的发病部位为肛周的脂肪地区，然后逐渐向附近蔓延，而在逐渐成脓的过程中，皮肤状态是红肿发痛，还很容易破裂；脓液很稠、臭味不重，这些均可与本病相鉴别。本病继发感染，临床表现可与肛周脓肿相似。

五、治疗

有文献报道，通过无水酒精注射法治疗骶前囊肿存在复发可能。相关文献报道骶前囊肿有潜在的癌变可能，手术是治疗骶前囊肿的首选方法。其手术切除方式有经腹、经骶尾部、经会阴或者两种途径联合手术。采取哪种手术方式更好，目前尚无一致意见，一般认为囊肿位置较高，指诊未触及采用经腹途径；囊肿位置较低及伴感染的采用经骶尾部途径；囊肿直径 > 5cm 的采用骶腹联合的方法。骶前肿瘤起病较为隐匿，病理类型多样，恶性病变往往伴有骶尾部疼痛症状。完整切除肿瘤是首选的治疗方式。详见图 20-1 ~ 图 20-35。

六、预防与调护

1. 体位

患者因骶尾部有一引流管，平卧易引起患者的不适，可采取侧卧位或俯卧位。因俯卧位影响呼吸，主张取左侧卧位或右侧卧位，两种姿势每 1 ~ 2 小时更换 1 次，以减轻局部的压迫与疼痛。

2. 饮食

饮食可以不加限制，禁食 6 小时后可进普食。

3. 骶前引流管护理

患者手术中在直肠后间隙安置引流管一根接负压引流袋，术后注意保持负压有效。帮助患者翻身，交替左或右侧卧位，以免压迫引流管。翻身时注意保持管道的通畅，防止管道脱落及折叠。同时观察引流液的量及颜色。术后第 1 天引流出血性液体约 20mL，第 2、3 天各引出血性液体 10mL，3 天后未见明显引流，第 7 天拔除骶前引流管。

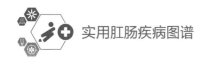
4. 创面护理

保持创面干燥清洁，定时换药，防止创面污染。

5. 并发症的观察与处理

（1）出血：术后注意观察患者的面色及生命体征的变化，注意观察骶前负压引流量及颜色，如患者主诉会阴部坠胀感或负压引流量明显增多为出血征象，必须立即给予止血处理。

（2）大小便功能障碍及性功能障碍：观察患者能否自主控制大小便。肠瘘观察引流液的性质，如为粪性引流物，多提示肠瘘的发生。要注意卧床避免长时间压迫伤口。

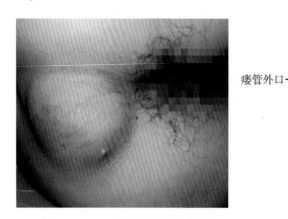

图 20-1　骶前囊肿合并感染

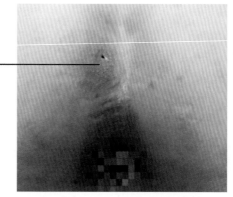

图 20-2　骶前囊肿合并
感染形成瘘管

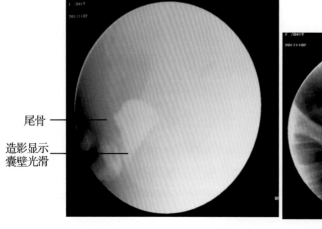

图 20-3　骶前囊肿造影（一）

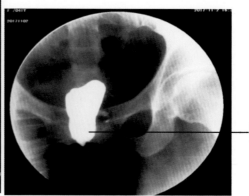

图 20-4　骶前囊肿造影（二）

164

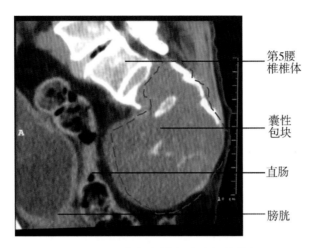

第5腰椎椎体

囊性包块

直肠

膀胱

图 20-5 A 患者骶前囊肿（矢状位）
CT 检查（肿物导致椎体骨质破坏）

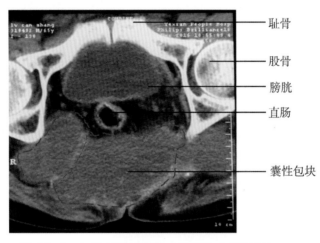

耻骨

股骨

膀胱

直肠

囊性包块

图 20-6 A 患者骶前囊肿（横断位）CT 检查

囊性包块内膜

囊性包块

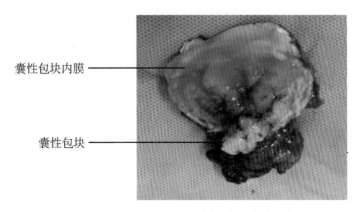

图 20-7 A 患者术中切除标本（一）

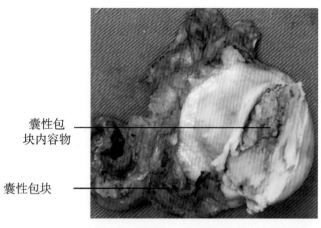

囊性包块内容物

囊性包块

图 20-8　A 患者术中切除标本（二）

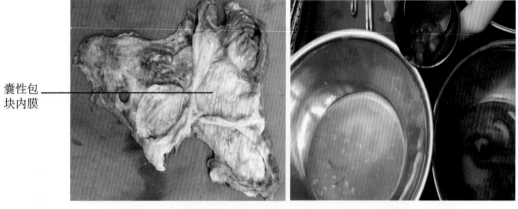

囊性包块内膜

图 20-9　A 患者术中切除标本（三）

图 20-10　A 患者相邻囊性物中
不同性质的内容物

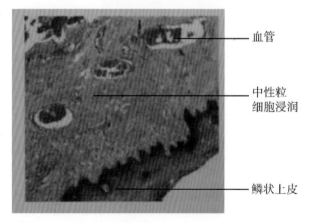

血管

中性粒细胞浸润

鳞状上皮

图 20-11　A 患者术后病理：（骶前）囊壁样结构被
覆鳞状上皮，伴感染，符合尾肠囊肿

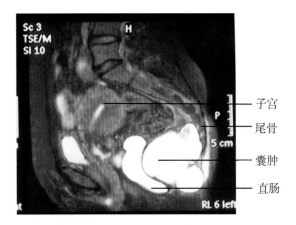

子宫
尾骨
囊肿
直肠

图 20-12　B 患者骶前囊肿（矢状位）MRI 检查

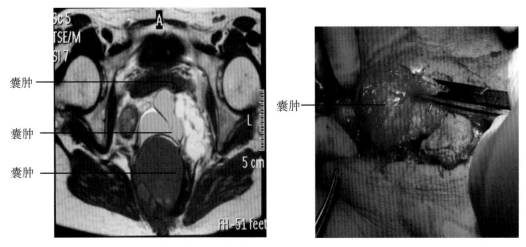

囊肿
囊肿
囊肿

图 20-13　B 患者骶前囊肿（横断位）MRI 检查

囊肿

图 20-14　B 患者囊肿切除术术中

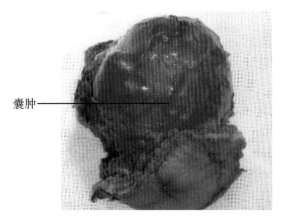

囊肿

图 20-15　B 患者术中囊肿切除标本

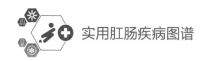

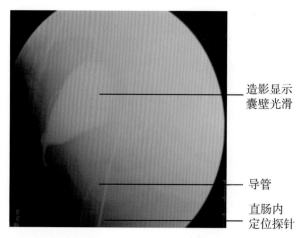

造影显示
囊壁光滑

导管

直肠内
定位探针

图 20-16　C 患者骶前囊肿造影检查

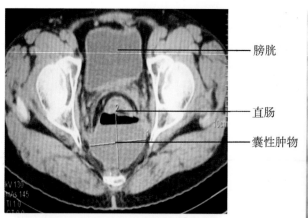

膀胱

直肠

囊性肿物

图 20-17　C 患者骶前囊肿
（横断位）CT 检查

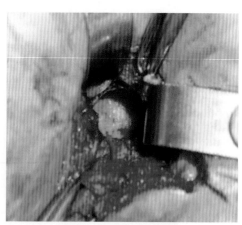

图 20-18　C 患者术中图片显示囊
肿所在位置

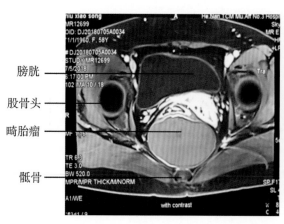

膀胱

股骨头

畸胎瘤

骶骨

图 20-19　D 患者畸胎瘤（横断位）
MRI 检查

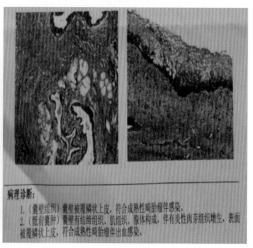

图 20-20　D 患者术后病理结果提
示：畸胎瘤

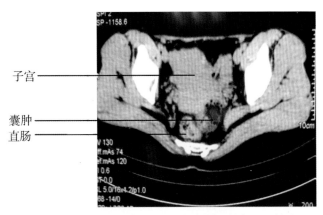

子宫

囊肿
直肠

图 20-21　E 患者骶前囊肿（横断位）CT 检查

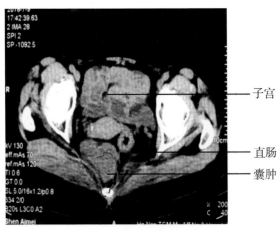

子宫

直肠
囊肿

图 20-22　E 患者术后经病理证实
为：尾肠囊肿

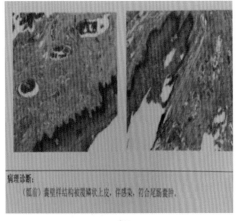

图 20-23　E 患者术后经病理证实
为：尾肠囊肿

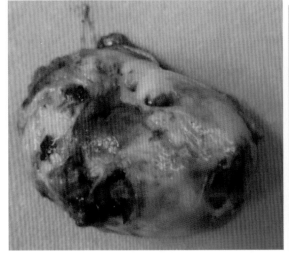

图 20-24　F 患者囊肿切除标本

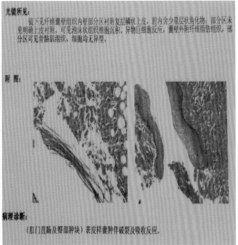

图 20-25　F 患者术后经病理证实
为：表皮样囊肿

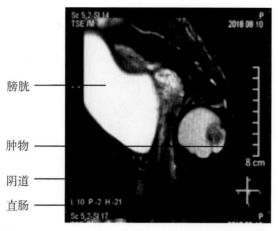

膀胱

肿物

阴道

直肠

图 20-26　G 患者骶前囊肿（矢状位）MRI 检查

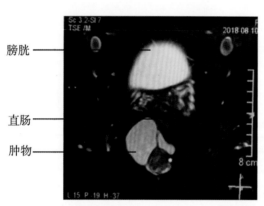

膀胱

直肠

肿物

图 20-27　G 患者骶前囊肿（冠状位）MRI 检查

图 20-28　G 患者术中切除标本

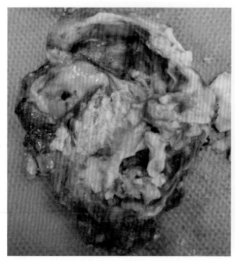

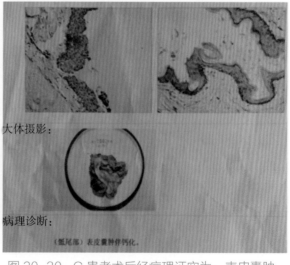

图 20-29　G 患者术后离体标本（剖开）　图 20-30　G 患者术后经病理证实为：表皮囊肿
伴钙化

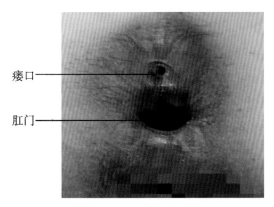

瘘口————

肛门————

图 20-31 H 患者术前大体观

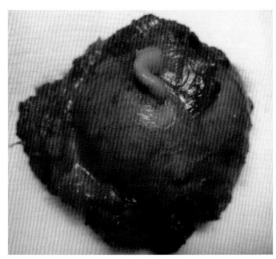

图 20-32 H 患者术后离体标本，
可见囊性肿物内容物外溢

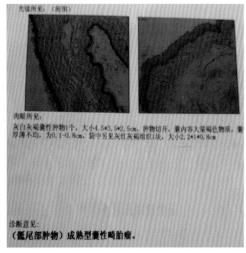

图 20-33 H 患者术后经病理证实
为：成熟型囊性畸胎瘤

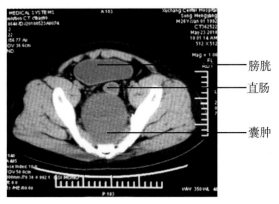

————膀胱

————直肠

————囊肿

图 20-34 I 患者骶前囊肿（横断位）CT 检查

171

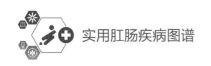

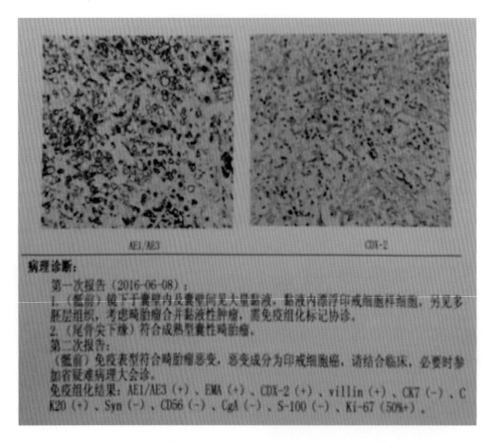

图 20-35 丨患者免疫组化证实：符合畸胎瘤恶变，恶变成分为印戒细胞癌，
术后经病理证实为：表皮囊肿伴钙化

第二十一章
结直肠肿瘤

一、概述

结直肠肿瘤是一种临床常见的消化道恶性肿瘤。据统计，结直肠肿瘤是目前世界上第四大致命癌症，在中国恶性肿瘤中已排到第三位，每年有近90万人因结直肠癌而导致死亡。结直肠肿瘤发病率的不断升高，主要原因在于日益加剧的人口老龄化、现代生活饮食习惯的改变以及吸烟、缺乏体育锻炼和过度肥胖等危险因素的增加。另外肠特异性炎性疾病，比如克罗恩病、溃疡性结肠炎等也具有一定的癌变率。结直肠肿瘤早期症状不明显，随着癌肿的增大而表现排便习惯改变、便血、腹泻、腹泻与便秘交替、局部腹痛等症状，晚期则表现贫血、体重减轻等全身症状。

二、病因病机

中医认为结直肠肿瘤统属于"癥瘕积聚""瘿瘤瘰疬"等疾病范畴，根据不同部位及形态可将其命名为"肠覃""锁肛痔"等。其发生多是由于正体内虚，加之感受邪毒、情志不舒，以及饮食损伤、宿有旧疾等多种因素，致使脏腑功能失调，气血运行失常，从而产生各种病理产物积聚于五脏六腑、四肢百骸，日久结成。结直肠癌的中医证型大致分为以下几类：湿热下注型、肝胃阴虚型、瘀毒内结型、气血亏虚型、肝肾阴虚型和脾肾阳虚型。

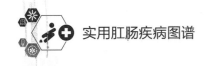
三、病理分型

（一）大体类体

1. 肿块型

肿块型好发于盲肠，向肠腔内突起，表面坏死溃烂则发展成溃疡型。

2. 溃疡型

溃疡型中央有较深的溃疡面，可深达肌层，较为常见。

3. 浸润型

该型会向肠壁的各层浸润弥漫，使得肠壁增厚，发展成环状缩窄型。

4. 胶样型

该型瘤体里充满大量黏液，呈胶冻状，常多见于黏液腺癌。

（二）组织学分类

1. 腺瘤

（1）管状腺瘤：管状腺瘤是消化道息肉最常见的一种，约占到消化道息肉的80%，一般是多个或者是单个，表面呈结节状，一般是有蒂，并且不超过 2cm。

（2）绒毛状腺瘤：绒毛状腺瘤又称为乳头状腺瘤，比较少见，常为单发，基底比较宽，一般没有蒂，镜下可以见到表面上皮呈乳头状或者是绒毛状的增生隆起，这一种腺瘤因为含有较多的血管，所以很容易出血，癌变率也比较高。

（3）管状绒毛状腺瘤：管状绒毛状腺瘤具有管状腺瘤和绒毛状腺瘤的共同特点，绒毛成分为 20% ~ 80%，癌变率也比较高。

2. 腺癌

（1）乳头状腺癌：癌细胞排列成大小粗细不等的乳头状结构。

（2）管状腺癌：癌细胞呈腺管或腺泡状排列。

（3）黏液腺癌：癌细胞组织间充满大量黏液。

（4）印戒细胞癌：癌细胞核偏向一侧形成多个"印戒样"，该分型恶性程度较高。

3. 神经内分泌癌

常表现为黏膜下的肿瘤，表面黏膜隆起或有溃疡形成，切面呈灰黄色，无包膜。癌细胞由较一致的小到中等大小的癌细胞所组成，胞浆界限不清，核圆而规则，排列成片、索、簇、腺样或菊形团样。分化差者，癌细胞较小，胞浆少，核常带棱角，深染，有分裂象。

（三）分期

结直肠癌的分期描述了疾病的程度：癌症是否仅存在于结肠或直肠的内壁，还是已经深入这些组织中，或者已经扩散到身体的其他部位。肿瘤分期有助于医生了解癌症的进展情况，做出治疗决定，预测疾病的情况，包括恢复的机会等，可概括为两个作用：指导治疗以及判断预后。最常用来对结直肠癌进行分期的系统是美国癌症联合委员会（AJCC）的 TNM 分期系统。

四、诊断

（一）临床症状

早期结直肠癌患者可无明显症状，病情发展到一定程度可出现下列症状：①排便习惯改变；②大便性状改变（变细、血便、黏液便等）；③腹痛或腹部不适；④腹部肿块；⑤肠梗阻相关症状；⑥全身症状：如贫血、消瘦、乏力、低热等。

（二）体格检查

①一般状况评价、全身浅表淋巴结特别是腹股沟及锁骨上淋巴结的情况。②腹部视诊和触诊。③直肠指检：对疑似结直肠癌患者必须常规做直肠指检。了解直肠肿瘤大小、形状、质地、基底部活动度、肿瘤下缘距肛缘的距离、肿瘤向肠外浸润状况、有无盆底种植等，同时观察有无指套血染。④必要时可进行三合诊。

（三）实验室检查

①血常规；②尿常规；③大便常规；④粪便隐血试验；⑤生化、电解质及肝肾功能等；⑥外周血癌胚抗原（CEA）、糖类抗原 199（CA199）等。

（四）内镜检查

结肠镜是一种临床常用的纤维内窥镜。通过肛门插入逆行向下可检查到直肠乙状结肠、降结肠、横结肠、升结肠和盲肠以及与大肠相连的一小段小肠（回盲末端）。可以清楚地发现肠道病变，同时还可对部分肠道病变进行治疗，对于病变位置较低的结直肠病变，如大肠息肉等良性病变镜下直接摘除，对肠道出血进行镜下止血，对大肠

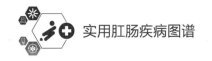

内异物进行清除等。

（五）影像学检查

1.X 线

（1）早期结肠癌：以隆起型多见。典型的表现为扁平、无蒂的类圆形隆起病灶，其基底部可见到回缩和结肠腔壁线的缺损或不规则。

（2）进展期结肠癌：

1）黏膜皱襞破坏：病变区正常黏膜皱襞破坏消失，结肠轮廓不规则，结肠袋消失。

2）充盈缺损：多为向腔内生长，边缘不规则的充盈缺损。可发生在肠壁一侧，该处肠壁僵硬，结肠袋消失。肿瘤较大时可阻塞肠管。盲肠部腺癌常表现为圆形或椭圆形充盈缺损，常合并肠套叠。

3）环形狭窄：浸润型结肠癌常围绕结肠壁浸润性生长，形成环形狭窄。狭窄段腔壁线破坏，其内无正常的黏膜纹和无名沟，与正常肠段分界清楚，肿瘤继续进展可使病变区肠管完全闭塞，钡灌肠时只能显示肿瘤下界。

4）龛影：形状不规则，较大，边缘不整齐，可有多个尖角，龛影周围有不规则的环堤。肠壁僵硬，结肠袋消失。

（3）多发结肠癌：多发结肠癌并不少见，占全部结肠癌的 10% 左右。多发结肠癌的 X 线表现和单发结肠癌相似，但呈现多个病灶。以不规则肠壁狭窄和息肉状隆起多见。

2.CT

CT 检查对于结肠癌早期病变的诊断率并不高。临床上 CT 检查主要用于结肠癌的分期，结肠癌患者的 CT 表现主要有以下几个方面：①结肠腔内可见肿块影。②结肠壁的异常增厚。③结肠病变周围的脂肪层面可出现密度增加影。④有的结肠癌患者 CT 可表现为肠梗阻的影像，肠腔内可见到液气平面，并且有肠腔的扩张。⑤结肠癌发生穿孔时可出现病变区域的气体聚集影。

随着医学影像技术的发展，螺旋 CT 仿真结肠内窥镜被广泛应用于大肠病变的检查。它利用计算机软件功能，将螺旋 CT 容积扫描获得的图像数据进行三维后处理，重建出类似纤维内窥镜所见的空腔器官内表面的立体图像。

3.MRI

具有多参数成像的特点及良好的软组织分辨率，在辨别肛周肌肉、前列腺、阴道有无受侵方面优于 CT，可以从 3 个平面对直肠癌的发生部位及其纵向侵犯和横向侵犯做全面的显示，对低位直肠癌可用 MRI 作为分期的首选方法。

（1）T1 期肿瘤可见病灶下方低信号的肌层和其外高信号的脂肪层，层次结构清楚，或可见隆起的肿瘤位于高信号的黏膜、黏膜下层和低信号的肌层之间，其肌层无增厚，层次清楚。

（2）T2 期肿瘤可见肿瘤已侵及肌层，肿瘤下方之低信号的肌层可见不规则增厚，信号不均匀，但其外的脂肪层结构仍清晰。

（3）T3 期肿瘤在 MR 上肿瘤已穿破低信号的肌层，进入其外的脂肪层。通常由于肿瘤的侵及，该区域的肌层结构层次已模糊，有明显的增厚，可见附近脂肪组织内的不规则异常信号，或可见肿瘤组织已累及筋膜，使筋膜增厚。

（4）T4 期肿瘤在 MR 上表现为肿瘤呈不规则状，该软组织肿块已穿破筋膜，累及直肠周围组织，如精囊腺、子宫、卵巢组织结构等。

（5）淋巴转移：早期转移淋巴结在原发灶 3cm 以内，一般小于 5mm，超顺磁性氧化铁颗粒（USPIO）显示淋巴结，缩短 T2 弛豫时间，信号较正常淋巴结下降。

五、其他肿瘤类型

（一）家族性腺瘤性息肉病

家族性腺瘤性息肉病是一种常染色体显性遗传性疾病，表现为整个结直肠（大肠）布满大小不一的腺瘤。多在 15 岁前后出现息肉，初起时息肉为数不多，随着年龄增长而增多。可出现腹部不适、腹痛、大便带血或带黏液、大便次数增多等症状。家族性腺瘤性息肉病如不及时治疗，终将发生癌变。

（二）遗传性非息肉病性结直肠癌

本病是一种常染色体显性遗传疾病比较少见的类型。这个病主要是错配修复基因突变引起的，它主要表现为患者结肠癌发病年龄轻，可以出现结肠癌、胃癌、妇科肿瘤。患者表现跟其他结肠癌一样，有腹痛、腹泻、便血、黏液血便、脓血便。全身症状是逐渐消瘦、乏力、贫血。

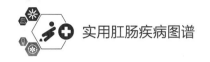

（三）结直肠类癌

结肠类癌起源于肠黏膜腺体的嗜银细胞，又称嗜银细胞瘤。因其肿瘤细胞起源于内胚层，呈巢状排列，在病理学上类似癌的形态，被称为类癌，为低度恶性肿瘤。直肠类癌较结肠类癌可较早出现便血、黏液血便或排便习惯改变。

（四）结直肠的胃肠间质瘤

胃肠间质瘤是消化系统最常见的间叶组织肿瘤，60% ~ 70% 发生在胃，称为胃间质瘤。20% ~ 30% 发生在小肠，10% 发生在结直肠。间质瘤是一种交界性的肿瘤，具有潜在恶性可能。结直肠间质瘤主要症状包括腹部包块、隐痛、便血、肛门坠胀等。

（五）原发性结直肠淋巴瘤

结直肠淋巴瘤起源于淋巴网状组织，包括原发于结直肠的结外型淋巴瘤和继发性淋巴瘤，前者多位于回盲部，后者以直肠、乙状结肠为主。本病发病率低，男性多于女性。临床主要表现为腹痛、腹泻、粪便性状改变、血便、黏液便等，但以腹泻发生较多。

（六）结直肠上皮内瘤变

结直肠上皮内瘤变是一种以形态学异常改变为特征的上皮性病变，包括组织结构和细胞形态的异常。组织结构异常包括细胞密度增加、排列紊乱，极向消失；细胞学异常指细胞核大、深染，细胞核 / 浆比增高和核分裂增加，这种病变有基因的克隆性改变，并有进展为浸润性病变的倾向。

六、治疗

（一）手术治疗

1. 治疗结肠癌的方案是以手术切除为主的综合治疗方案

Ⅰ 期、Ⅱ 期和 Ⅲ 期患者常采用根治性的切除 + 区域淋巴结清扫，根据癌肿所在部位确定根治切除范围及其手术方式。Ⅳ 期患者若出现肠梗阻、严重肠出血时，暂不做根治手术，可行姑息性切除，缓解症状，改善患者生活质量。

2. 直肠癌根治性治疗的基础是手术

直肠手术较结肠困难。常见手术方式有：经肛门切除术（极早期近肛缘）、直肠全系膜切除手术、低位前切除术、经腹肛门括约肌腹会阴联合切除术。对于Ⅱ、Ⅲ期直肠癌，建议术前行放射、化学治疗，缩小肿瘤，降低局部肿瘤期别，再行根治性手术治疗。

（二）综合治疗

1. 辅助化学治疗

奥沙利铂联合氟尿嘧啶类药物（5- 氟尿嘧啶）的方案是目前Ⅲ期结直肠癌和部分具有高危因素结直肠癌患者的标准治疗方案，治疗时间为 6 个月。适用于术前未接受新辅助放射治疗的直肠癌患者，术后需要进行辅助放射治疗者。

2. Ⅳ期结直肠癌的治疗

主要是以化学治疗为主的综合治疗方案，化疗药物包括 5- 氟尿嘧啶、卡培他滨、奥沙利铂、伊立替康、贝伐单抗、西妥昔单抗、帕尼单抗等多种药物，常用化疗方案有：FOLFOX、XELOX、FOLFIRI 等，在化疗基础上酌情联合靶向药物治疗（贝伐单抗、西妥昔单抗、帕尼单抗）。

（三）放射治疗

目前效果较好、研究较多的是外科治疗和放疗的综合治疗，包括术前放疗、术中放疗、术后放疗、"三明治"式放疗等，各有其特点。对晚期直肠癌患者、局部肿瘤浸润者、有外科禁忌证者，应用姑息性放疗，以缓解症状，减轻痛苦。以上详见图 21-1 ～图 21-48。

七、并发症

结肠癌术后通常的并发症有局部伤口的感染、肠管的肠瘘、肠道的梗阻、出血等，还有局部腹腔的感染包括腹腔的脓肿、腹腔残余脓肿、盆腔脓肿，还有伤口的延迟愈合、伤口裂开等，以及可能合并其他脏器功能损伤者，特别是高龄患者。

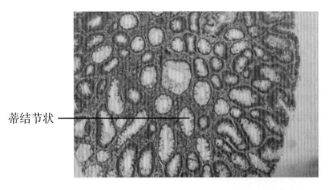

蒂结节状

图 21-1　管状腺瘤　表面呈结节状，一般是有蒂，并且不超过 2cm

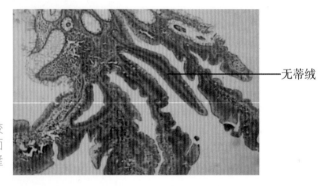

无蒂绒

图 21-2　绒毛状腺瘤　基底比较宽，一般没有蒂，镜下可以见到表面上皮呈乳头状或者是绒毛状的增生隆起

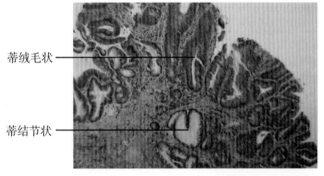

蒂绒毛状

蒂结节状

图 21-3　管状绒毛状腺瘤　具有管状腺瘤和绒毛状腺瘤的共同特点，绒毛成分为 20% ~ 80%

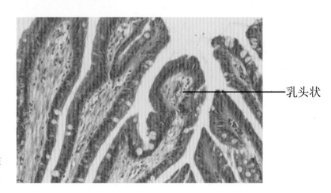

乳头状

图 21-4　乳头状腺癌　癌细胞排列成大小、粗细不等的乳头状结构

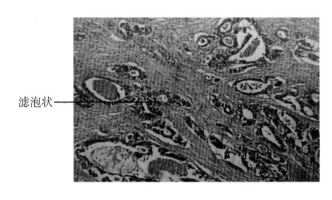

滤泡状

图 21-5　管状腺癌　癌细胞呈腺
管或腺泡状排列

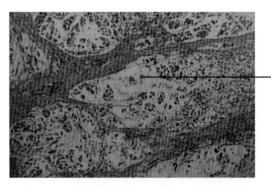

黏液状

图 21-6　黏液腺癌　癌细胞组织
间充满大量黏液

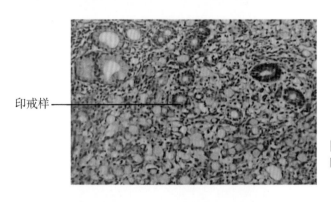

印戒样

图 21-7　印戒细胞癌　癌细胞核偏
向一侧形成多个"印戒样"，该分型
恶性程度较高

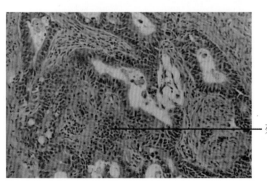

菊形团样

图 21-8　神经内分泌癌　由较一致
的小到中等大小的癌细胞所组成，胞
浆界限不清，核圆而规则，排列成片、
索、簇、腺样或菊形团样

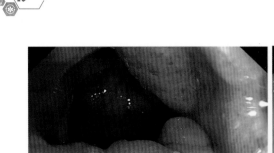

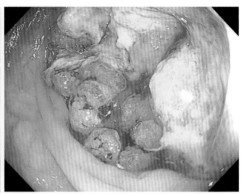

图 21-9　横结肠癌　癌肠镜检查见：横结肠可见环周增生隆起性病变，表面呈菜花状，触之易出血

图 21-10　横结肠癌　癌肠镜检查见：横结肠环周隆起性病变，管腔狭窄，镜身不能通过，表面呈菜花状，触之易出血

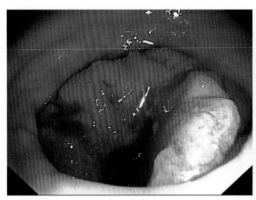

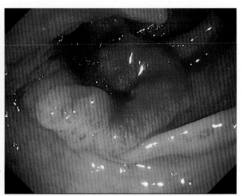

图 21-11　乙状结肠癌　癌肠镜检查见：距肛缘 25cm 处可见一环形新生物生长，表面凹凸不平，触之易出血

图 21-12　乙状结肠癌　癌肠镜检查见：距肛缘约 20cm 处可见一增生隆起，表面凹陷溃疡，触之易出血

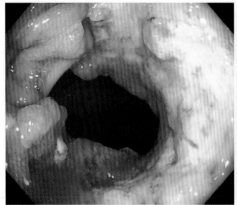

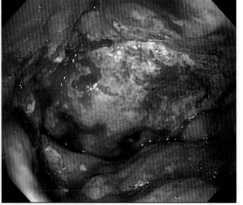

图 21-13　直肠癌　癌肠镜检查见：自肛缘起约 15cm 处可见环周增生隆起病变，表面溃疡，覆污秽

图 21-14　直肠癌　癌肠镜检查见：自肛缘起约 10cm 处可见直肠黏膜溃疡型肿物，表面糜烂坏死，覆白苔，触之易出血

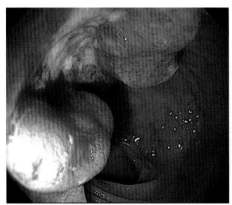 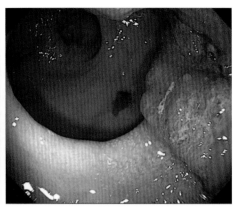

图 21-15 直肠癌 癌肠镜检查见：距离肛缘 7~13cm 处可见环周增生隆起病变，表面呈菜花状，触之易出血

图 21-16 直肠癌 癌肠镜检查见：距离肛缘约 9cm 处可见环周约 1/3 增生隆起病变，表面呈菜花状，触之易出血

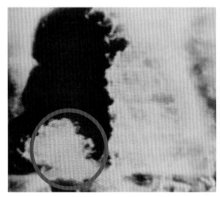 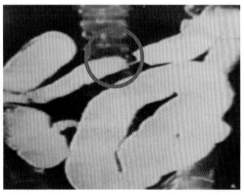

图 21-17 结肠息肉癌变 气钡双重造影示回盲部有一带蒂肿物，表面不规则

图 21-18 横结肠癌 钡灌肠示横结肠有一环状充盈缺损

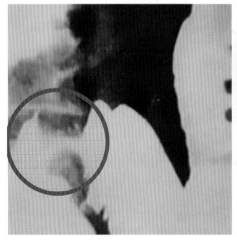 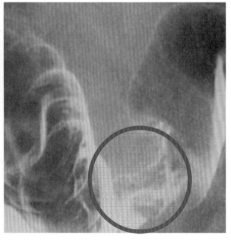

图 21-19 乙状结肠癌 钡灌肠示乙状结肠有一不规则环状充盈缺损（一）

图 21-20 乙状结肠癌 钡灌肠示乙状结肠有一不规则环状充盈缺损（二）

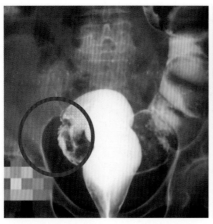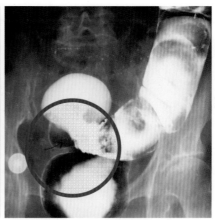

图 21-21　乙状结肠癌　钡灌肠示乙　　图 21-22　乙状结肠癌　钡灌肠示乙
状结肠有一不规则环状充盈缺损（三）　状结肠有一不规则环状充盈缺损（四）

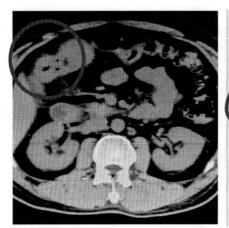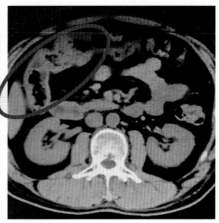

图 21-23　结肠癌 CT（一）　　　　　　图 21-24　结肠癌 CT（二）

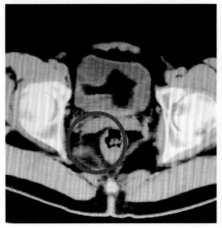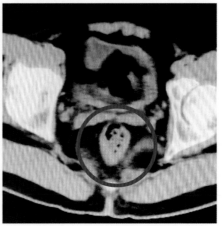

图 21-25　直肠癌 CT（一）　　　　　　图 21-26　直肠癌 CT（二）

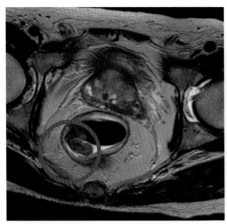

图 21-27　MRI 直肠癌 T1 期

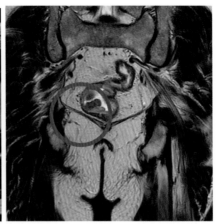

图 21-28　腺瘤恶变 1 级

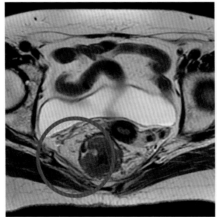

图 21-29　MRI 直肠癌 T2 期

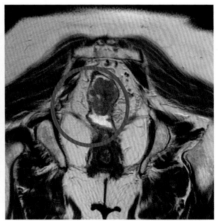

图 21-30　管状腺瘤 2 级
菜花样（窄蒂）侵犯肌层

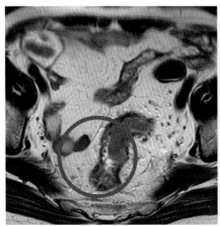

图 21-31　MRI 直肠癌 T3 期

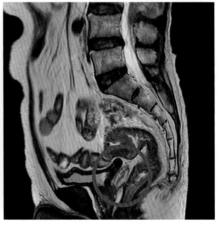

图 21-32　腺癌 3 级盘状型
侵犯深肌层及肌层外纤维组织

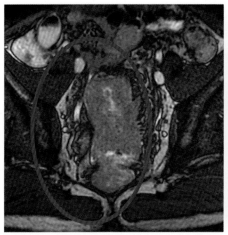

图 21-33　MRI 直肠癌 T4 期

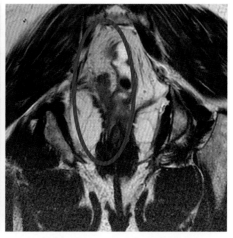

图 21-34　高分化腺癌盘状型
侵犯层外纤维组织及精囊腺

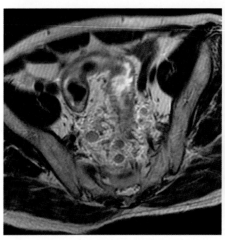

图 21-35　MRI 淋巴结转移

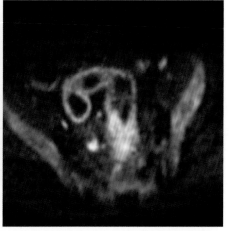

图 21-36　转移淋巴结信号
较正常淋巴结下降

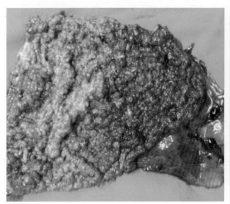

图 21-37　家族性腺瘤性息肉病

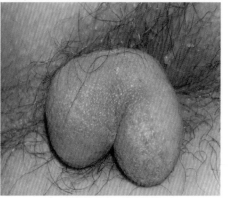

图 21-38　淋巴瘤

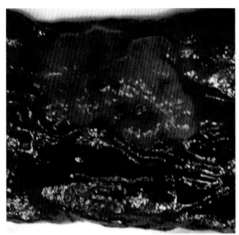

图 21-39 遗传性非息肉病性结直肠癌

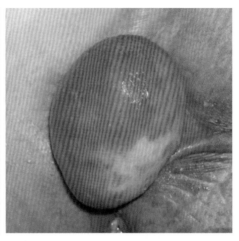

图 21-40 胃肠道间质瘤

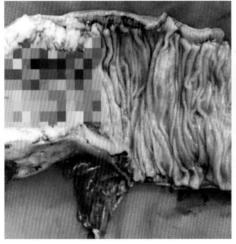

图 21-41 结直肠类癌

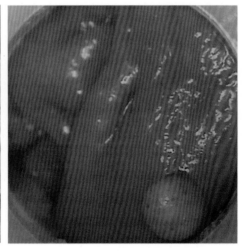

图 21-42 结直肠上皮内瘤变

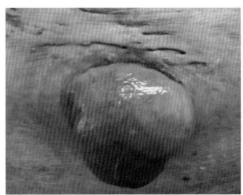

图 21-43 造瘘口肿物脱出

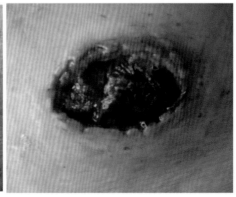

图 21-44 造瘘口坏死回缩

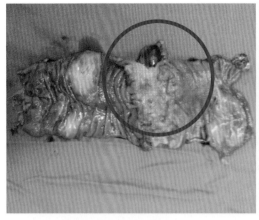

图 21-45　结肠癌（一）

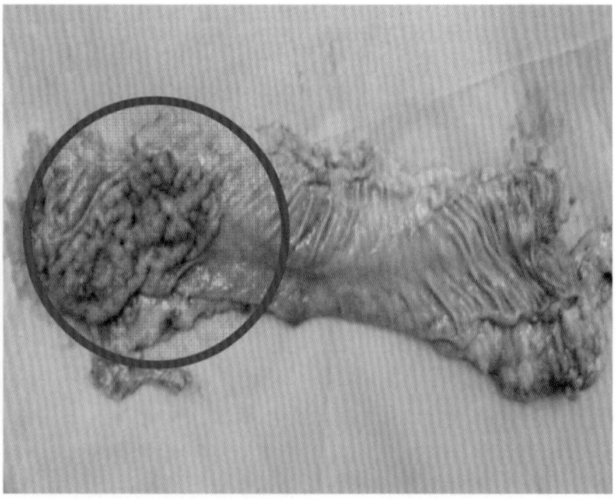

图 21-46　结肠癌（二）

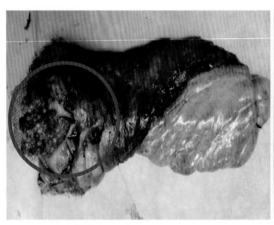

图 21-47　直肠癌（一）

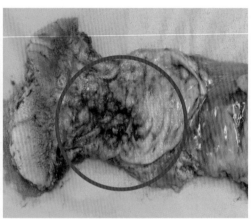

图 21-48　直肠癌（二）

第二十二章
肛管及肛门周围恶性肿瘤

一、概述

肛管和肛门周围肿瘤在临床上较为少见，在结、直肠肿瘤中所占的比例不足 2%。肛管癌的发生率约是肛门周围癌的 3 倍，女性多见，而肛门周围癌在男性患者中更为多见。肛管癌的诊断主要依靠肛管、直肠指检及活检。

二、病因病机

肛管癌真正病因尚未明了，但有研究表明是多因素作用下多基因失控所致，长期慢性刺激如肛瘘、湿疣和免疫性疾患与肛管癌发生亦有关。

三、临床表现

肛管癌早期症状不明显，进展期的临床表现类似直肠下段癌，主要有下列方面：

（1）大便习惯改变，排便次数增加，常伴里急后重或排便不尽感。

（2）粪便性状改变，粪条变细或变形，常带有黏液或脓血。

（3）肛门疼痛是肛管癌主要特征，初时肛门不适，逐渐加重以致持续疼痛，便后更明显。

（4）肛门瘙痒伴分泌物，由于肛管癌分泌物刺激肛周皮肤，患者肛门瘙痒。分泌物伴腥臭味。

（5）肛管内肿块，直肠指检或用肛窥器检查可见肛管内溃疡型肿块或息肉样、蕈状肿块，也有呈浸润型肿块伴肛管缩窄。

（6）腹股沟淋巴肿大，可及一侧或双侧腹股沟淋巴结肿大，多个，质韧实，或带

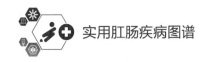

有疼痛。

四、诊断

肛管癌的诊断主要依靠肛管、直肠指检及活检。早期行直肠指检容易发现病灶。组织活检是明确诊断的主要依据，可分为肛管鳞癌与腺癌。直肠指检、肛管内超声检查及肿大淋巴结细胞学穿刺活检有助于判断肿瘤的分期。肝脏超声、肺部 X 线及 CEA 检查可排除远处转移。

五、治疗

（一）手术方案

应根据肛门癌的生长部位、侵袭范围、转移情况以及患者的具体情况加以选择。

1. 经腹会阴联合根治性切除术

此种手术主要用于肛管癌或肛门周围癌侵犯肛管时。手术方法可参考直肠癌的有关手术。

2. 局部切除术

此种手术适用于肛门或肛管皮肤癌变范围不大，基本上不延及肛门内，深度未侵及括约肌，病理检查证明细胞分化较高的病变。

（二）放射治疗

肛门部鳞状细胞癌和基底细胞癌，对放射线甚为敏感。根据患者的全身情况及肿瘤的局部情况，可选择使用 X 线体外放疗、镭放疗、钴放疗、电子加速器放疗，也可结合手术治疗。在术前应用可提高切除率，术后应用则可减少复发，提高疗效。

（三）化学治疗

大剂量化疗可清除手术或放疗无法清除的亚临床转移灶，同时增加组织对放疗的敏感性。常用的化疗方案有顺铂 +5-FU 或 5-FU+ 丝裂霉素（MMC）。联合化疗和放疗同时应用可明显降低远处转移的发生率。

六、其他肿瘤类型

（一）鳞状上皮细胞癌

发生于齿状线下方的为肛门周围癌，鳞状细胞癌多发生于肛管及肛门周围，由肛管和肛门周围鳞状上皮发生，常因肛瘘、痔、手术瘢痕、湿疣、化脓性汗腺炎及潜毛囊肿长期慢性刺激损伤引起。早期表现为肛管和肛门周围皮肤增厚，小结节突起，底较硬，皮肤干燥，活动，逐渐侵犯皮下组织。较长时间后表面糜烂，形成溃疡，边缘突起，向外翻转，周围形成颗粒状结节。晚期可侵犯会阴、阴囊、阴唇及腹股沟淋巴结等。

（二）基底细胞癌

基底细胞癌又称基底细胞上皮瘤。基于它有较大的破坏性，又称侵袭性溃疡。基底细胞癌多见于老年人，开始是一个皮肤色到暗褐色浸润的小结节，较典型者为蜡样、半透明状结节，有高起卷曲的边缘。中央开始破溃，结黑色坏死性痂，中心坏死向深部组织扩展蔓延，呈大片状侵袭性坏死，可以深达软组织和骨组织。

（三）黑色素瘤

黑色素瘤，通常是指恶性黑色素瘤，是黑色素细胞来源的一种高度恶性的肿瘤。恶性黑色素瘤可由先天性或获得性良性黑色素细胞痣演变而成，或由发育不良性痣恶变而来，也可以是新发生。近年来，恶性黑色素瘤的发生率和死亡率逐年升高，与其他实体瘤相比，其致死年龄更低。恶性黑色素瘤除早期手术切除外，缺乏特效治疗，预后差。因此，恶性黑色素瘤的早期诊断和治疗极其重要。

（四）肛周 Paget 病

肛周 Paget 病又名肛门周围湿疹样癌，是一种极少见的上皮内腺癌，误诊率很高，属乳腺外 Paget 病。损害特征为边界清楚的湿疹样斑伴有顽固性瘙痒。本病好发于老年人，无明显性别差异，起病慢，病程长。表现为肛周顽固性瘙痒及少量渗液。病变为肛周皮肤粗糙增厚或少量淡灰色丘疹，直至出现进行性红斑湿疹样改变。组织病理学检查可发现表皮内有分散或成群的大而深染的异常细胞（Paget 细胞）。

以上详见图 22-1 ～图 22-9。

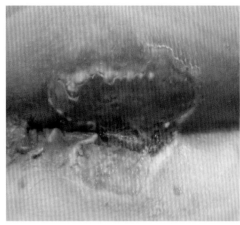

术前 术后

图 22-1 肛管癌（一）

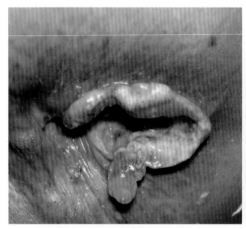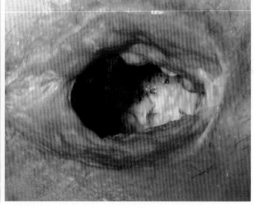

术前 术后

图 22-2 肛管癌（二）

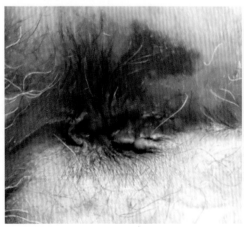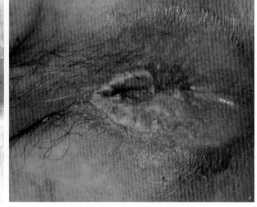

图 22-3 肛管癌（三） 图 22-4 肛管癌（四）

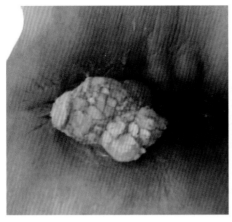

图 22-5　肛门周围癌（一）

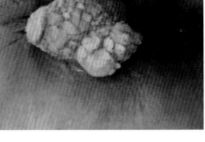

图 22-6　肛门周围癌（二）

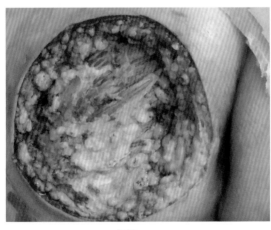

术前

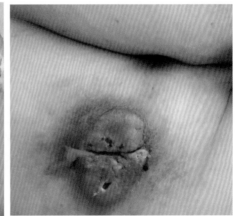

术后

图 22-7　肛门周围癌（三）

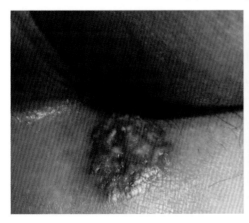

图 22-8　肛门周围癌（四）

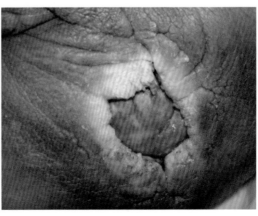

图 22-9　肛门周围癌（五）

第二十三章
坏死性筋膜炎

一、概述

坏死性筋膜炎（necrotizing fasciitis，NF）是一种发病快、进展迅速的皮下软组织化脓性疾病。肛周是此病的好发部位，常由于肛管直肠周围脓肿治疗不及时或对疾病认识不足，使病情发展而致，坏死性筋膜炎往往感染扩散至会阴部、肛周、阴囊、腹部、腿部。

本病多由不同种类的细菌混合感染，以筋膜进行性坏死而不累及肌肉为特征，感染可经会阴浅筋膜延伸至腹壁，甚至危及全身，具有起病急骤、发展迅速、死亡率高的特点。男女均可发病，但以男性多见，男女发病率比例为 2.6 ∶ 1。本病归属中医"肛疽""疮疡""烂疔""穿裆疽""鹳口疽""赤施"等范畴。

二、病因病机

中医认为该病多因皮肉破损，接触脏物，感染毒气，加之湿热火毒之邪内蕴，以致毒聚肌肤，气血凝滞，热盛肉腐而成。若湿热火毒炽盛，毒入营血，内攻脏腑而成走黄之势。若正气内虚，火毒炽盛，正不胜邪，反陷于里，客于营血，内传脏腑而致内陷危症。《诸病源候论·疔疮病诸候》记载："亦有肉突起，如鱼眼之状，赤黑，惨痛彻骨，久结皆变至烂成疮，疮下深孔如大针穿之状……一二日疮便变焦黑色，肿大光起，根硬强，全不得近。"

西医认为此病由多种细菌所致，大肠埃希菌、肠球菌、变形菌等是常见的病原体。当患者存在易感因素（如免疫抑制、糖尿病等），并且具有皮肤、尿道侵入性损伤时，存在于肛管和远端直肠的细菌可以成为致病菌，并且和体内感染细菌产生协同作用，进而产生强烈的毒性和破坏力。

三、诊断

肛周坏死性筋膜炎病情危重，进展迅速，准确的临床判断、充分的专科检查及必要的辅助检查是早期诊断最重要的手段。

（一）临床表现

肛周坏死性筋膜炎早期无明显特异性临床表现，初起多为会阴部或肛管直肠周围肿胀、疼痛、皮肤泛红，肿痛范围会迅速扩大，疼痛剧烈，紧接着出现寒战、高热，局部皮肤出现僵硬感，逐渐坏死、液化，流出"洗肉水"样脓液。随着感染症状的加重，患者可多伴有高热寒战，甚至出现神志不清，烦躁嗜睡，意识模糊等脓毒血症症状，同时可伴有低氧血症、低蛋白血症。

（二）专科检查

肛外观可见肛缘有肿块或者硬结，其范围会随着时间的推移迅速扩大，扩散至肛周。早期会出现较为明显的红、肿、热、痛症状，若不及时处理，病变范围迅速向四周蔓延，累及会阴、阴囊，甚至腹部和双下肢，后期可见病变区域皮肤张力增大，出现水肿，水疱，皮肤坏死，水疱溃破后，溢出腥臭的脓液。病变部位皮肤温度升高，触痛呈阳性且明显，有明显的波动感，皮下有捻发音。

（三）辅助检查

实验室检查见白细胞计数、中性粒细胞百分比显著增多；X 线下可见皮下气体影；B 超可见肛周大面积脓肿，不均匀低回声团，内可见强气体回声；CT 和 MRI 提示不对称的筋膜增厚，局部可见气体。病理学检查：皮下软组织和筋膜坏死，伴血管扩张，内有瘀血残留。

肛周坏死性筋膜炎的确诊依赖于手术探查，总之当出现以下临床表现时应高度怀疑坏死性筋膜炎：①与体征不相符的剧痛；②高张力性肿胀（硬性肿胀），触诊时皮下组织坚硬，呈木质感；③肿胀边缘超过红斑；④皮损呈淡紫色改变；⑤皮肤感觉迟钝或缺失（可能由于肿胀的压迫或皮肤神经纤维的损害）。

以上详见图 23-1 ～图 23-11。

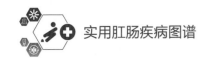

四、鉴别诊断

与肛周脓肿相鉴别：二者均可见肛周肿痛症状。但肛周脓肿的病变范围、发病速度及危险性均不及本病。肛周脓肿的发病部位为肛周的脂肪区，然后逐渐向附近蔓延，而在逐渐成脓的过程中，皮肤红肿发痛，还很容易破裂，脓液很稠、臭味不重，这些均可与本病相鉴别。

五、治疗

早期诊断和及时的外科处理是提高存活率的关键。当出现皮肤的大面积发黑坏死、休克、DIC 时，病程进展迅速难以逆转，往往丧失了治疗机会。对进展迅速、常规的非手术治疗无效的软组织感染应怀疑坏死性筋膜炎的可能，特别是伴有皮下瘀斑、水疱、皮肤坏疽、广泛水肿时，则有手术探查的指征。

（一）手术治疗

关键是早期彻底清创，充分切开潜行皮缘切除坏死组织，包括已坏死的皮下脂肪和筋膜，敞开伤口，对脓腔须充分扩创直至健康组织，由于筋膜的坏死可能为进行性，一次性清创可能比较困难，有时需多次手术才能将坏死组织彻底清除。清创后严密观察伤口情况，注意切口之间需放置橡皮条或多条粗线引流。

（二）抗感染

及早联合使用抗生素，在病原菌确定之前，应给予广谱抗生素治疗，大剂量青霉素、氨基糖苷类抗生素或三代头孢菌素，抗菌谱几乎可覆盖所有致病菌，联合应用抗厌氧菌药可以得到更好的效果。治疗过程中根据培养结果及时更换抗生素。如果存在真菌感染，及时应用抗真菌药物。由于血管损伤及血栓形成，药物很难到达坏死组织，应仔细观察局部反应。

（三）原发疾病及全身支持治疗

纠正水、电解质及酸碱平衡，纠正贫血及低蛋白血症，积极治疗原发疾病如控制血糖、调节机体免疫等，机体自身状况的好坏对疾病恢复也不容小视，对于重症患者可予重症监护。

（四）中医中药治疗

本病虽由外毒邪实所致，实则正气内虚，极易走黄或内陷。在治疗的过程中，要辨清标本缓急，权衡正邪盛衰，或重以祛邪，或重以补虚，或攻补兼施，达到"祛邪不伤正，扶正不留邪"的目的。疾病早期表现为热毒炽盛之证，方选黄连解毒汤合犀角地黄汤加减以养阴清热、解毒凉血，扶正祛邪。经过早期及时的处理，毒邪外出，患者感染得到一定程度的控制，但低蛋白血症及贫血等全身症状尚未得到完全纠正，邪气未退，正气渐衰，治疗时扶正与祛邪兼顾，以"托"为法，透毒外达，补益正气，合理运用中医中药的透托和补托，有利于毒邪移深就浅，从内泄外，促进创面的生长，加速愈合的进程。后期毒邪已祛十之八九，但正气已虚，气血不足，无以润养肌肤。内治应治以补益气血佐以透毒祛邪，外治以生肌收口为法。

（五）术后创面换药

创面早期脓腐组织较多，换药时应予大量过氧化氢（双氧水）及甲硝唑注射液反复冲洗脓腔，并密切观察患者伤口局部及全身情况。若创面脓腐及坏死组织较多或红肿范围加大时，则应及时行切开引流或多次清创。同时，中医外治法重视辨证施治，早期创面处于急性渗出期，表现为创缘皮肤红肿僵硬，创面渗出及脓腐较多等热毒炽盛症状。治以清热提毒排脓，换药时予甲硝唑反复冲洗，九一丹内掺，甲硝唑纱布湿敷。术后中期余毒未尽，正气已虚，脓性分泌物明显减少，肉芽组织开始生长，治以扶正祛邪，换药予生理盐水冲洗后，红油膏纱条嵌入创面以祛腐生肌。后期毒邪已祛十之八九，正气已虚，气血不足，无以润养肌肤，治以生肌收口为法，可予红油膏蘸生肌散或锡类散嵌入创面生肌长皮。

（六）高压氧治疗

若患者术后血流动力学稳定，高压氧治疗可作为一种重要的辅助治疗方法。高压氧可提高局部组织氧含量，增强白细胞的吞噬作用，同时改善组织的缺氧缺血症状，减轻血小板的激活和血栓形成，刺激成纤维细胞增生、胶原形成，促进创面愈合。

（七）负压封闭引流技术

负压封闭引流技术（vacuum sealing drainage，VSD）由含有引流管的多孔海绵状及密封贴膜组成，该技术可以创造一个引流充分、血供良好的密闭空间，通过保

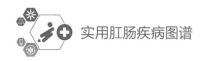

持持续稳定的负压吸引，既可以充分引流创面渗出物，减少有毒物质吸收，减轻全身毒素反应；也可以促进局部血液循环及毛细血管再生和创面肉芽组织生长；后期也可以为大面积皮肤缺损植皮创造创面环境。但 VSD 治疗肛周坏死性筋膜炎时要注意彻底清创，不留死腔，并维持良好封闭、持续负压。

六、预防与调护

肛周坏死性筋膜炎虽不属于常见病，但因病变发展迅速，病死率较高，在临床上应引起重视，及时的诊断、手术、抗感染及支持对症治疗决定了患者的预后。

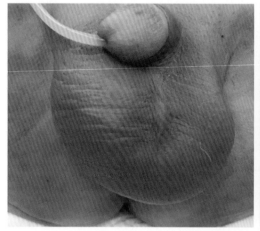

图 23-1　坏死性筋膜炎累及阴囊部

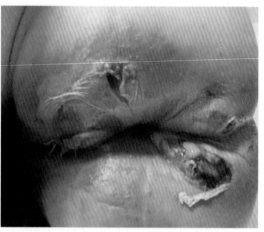

图 23-2　坏死性筋膜炎累及肛周、会阴部

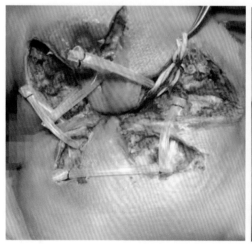

图 23-3　坏死性筋膜炎清创术，创面之间橡皮筋及引流管引流

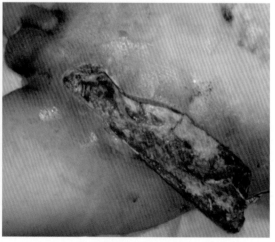

图 23-4　坏死性筋膜炎累及会阴、阴囊及腹部

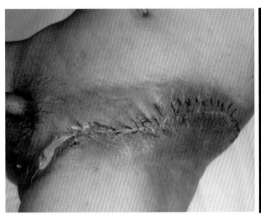

图 23-5 坏死性筋膜炎术后，未缝合切口置入纱条引流

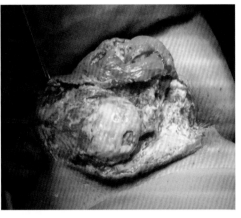

图 23-6 坏死性筋膜炎累及筋膜

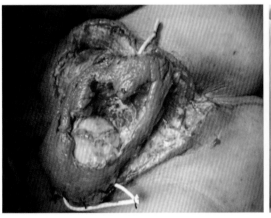

图 23-7 坏死性筋膜炎手术暴露切口，切口之间置入橡皮筋引流

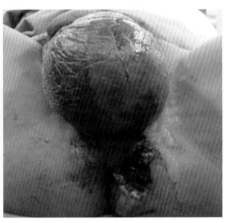

图 23-8 坏死性筋膜炎累及肛周、会阴、阴囊，局部红肿、溃烂

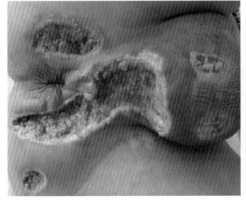

图 23-9 坏死性筋膜炎术后恢复期

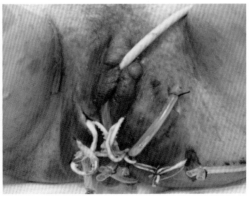

图 23-10 坏死性筋膜炎累及肛周、会阴、阴部，术后清创后，切口之间置入橡皮筋及引流管

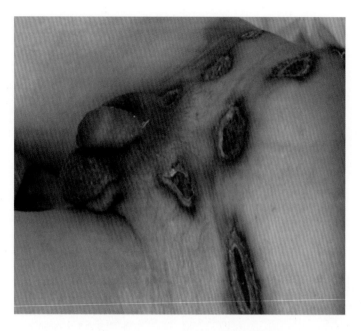

图 23-11　坏死性筋膜炎（感染经
会阴浅筋膜延伸至腹壁）

第二十四章
肛管直肠结肠外伤

第一节　肛门外伤

一、概述

　　肛门直肠因其特定的解剖位置，外伤的发生率较低，但肛门直肠位于消化道末端，是粪便和细菌集聚之处，且肛门直肠周围间隙较多，组织疏松，一旦肛门直肠损伤，易受粪便污染而发生感染，而且还常伴有邻近器官的损伤，引起肛门直肠损伤后较难处理。

二、病因病机

　　肛门外伤，因部位关系，易被忽视，引起盆腔蜂窝织炎，可向上蔓延到腹膜后组织，造成肛门和肛管狭窄及肛门失禁。由内向外的损伤范围较小，有的只有一个小孔。由外向内的损伤范围广泛，常有肛门括约肌的广泛撕裂。一部分肛管和血管破坏，造成严重后遗症。

三、现代医学研究

1. 肛门部刺伤

　　如金属、木屑、竹尖等硬性异物，在人体从高处坠落臀部着地时，刺伤肛门及臀部软组织，大多为意外伤。农村常见牛角顶伤，凶猛水牛角顶于臀部，常见肛门臀部软组织被刺伤，肛门撕裂。

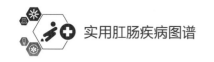

2. 火器伤

战时枪弹击中肛门部位，在战伤的比例中发病率很低。

3. 挫裂伤

多见于精神异常或性变态者，将异物塞入肛门直肠内致伤；也可发生医源性损伤，如用直肠镜、乙状结肠镜检查时，患者因惧怕用力收缩肛门，而检查者粗暴用力；此外肛门体温表忘了取出，体温表断裂割伤肛门，此类损伤一般较轻；在肛门部手术，如肛瘘手术不当，而发生肛门失禁者则较严重。

四、中医认识

在中医中肛门直肠损伤，属于伤科范畴。由于外伤（如肛门部各种硬性物刺伤、火器伤、挫裂伤、手术创伤等），损伤肛门部血络，使血溢于脉外，则可见肛门出血；血溢于脉外，积于皮下，则可见肛门肿胀；脉络受损，血液运行受阻，瘀血停滞，经络瘀阻，气血不通，则可见肛门疼痛。

五、临床诊断

（1）病史：无论战伤或平时创伤，肛门部外伤史是获得确诊的首要方法。

（2）临床表现：伤后肛门部疼痛，出血或肛门失禁、狭窄致排便困难、便细。伤后早期检查可见肛门部及其周围组织裂伤、出血，肛管括约肌横断者，常有粪便流出、污染，时间较旧者局部有严重感染，可见臀大肌深部蜂窝织炎。

（3）直肠指诊：在严格无菌操作下，用戴有指套的手指做肛门直肠指检。手指进入肛门动作应轻柔。嘱患者肛门收缩，以了解有无肛管括约肌断裂，如有断裂，则肛门失去张力而松弛，如仅有部分撕裂，仍能感到括约肌有张力。通过指检，还可了解低位直肠有无穿破，可从检查的感觉判断，如肠壁光滑则无损伤，如有穿破，则有局部疼痛及空虚感。

（4）伴有下列情况之一者须考虑直肠肛门外伤：①肛门出血；②肛门指检发现指套染血或触及破裂口；③小便中含有粪便或肛门溢尿；④下腹疼痛，或伴有腹膜刺激征症状，或腹部立位平片显示膈下游离气体；⑤腹腔穿刺液中含有粪汁或混浊液。明确直肠损伤后还要区别是腹膜反折上方损伤还是腹膜反折下方损伤。

六、临床治疗

1. 防治休克，当为首要

在肛门损伤患者中，尽管较少出现休克，但仍应积极防治休克的发生，休克的防治措施主要是及时控制出血和解决有效血容量不足的问题。在急救时应先采用非手术疗法，包括止痛、加压包扎，快速由上肢静脉插管，大量输血、血浆或代血浆及平衡液等，以补充血容量。

2. 预防感染，治疗关键

肛门损伤以及合并有其他脏器损伤，常因粪便的排出或漏出，污染创面而发生感染，在积极抢救治疗的同时，应针对性地应用抗生素，预防或控制感染。此外，还应重视破伤风和气性坏疽的预防注射。

3. 尽早手术，不失时机

外科治疗的原则是首先处理危及生命的紧急病症，如失血性休克、气胸、腹腔内实质性脏器损伤、颅脑损伤等；其次要处理肛门直肠邻近器官损伤，如骨盆骨折、尿道膀胱损伤等。肛门直肠损伤的治疗原则是早期清创修补破损，远端直肠灌洗，有效引流及粪便转流。但在针对每一个患者时，需遵守个体化原则：①对腹膜反折上方直肠损伤，需尽早剖腹探查，彻底冲洗，修补创面，充分引流；如腹腔污染较重，或直肠损伤严重时，需行近端结肠造口；反之，也可单纯修补创面，不做结肠造口。②对腹膜反折下方直肠肛门损伤，如损伤严重，或创面污染严重，或损伤位置较高不易修补，也应行近端结肠造口，造口远端结直肠充分灌洗、创面清创修补、局部引流。对损伤较轻，损伤位置较低者，则行经肛门直肠或会阴创面清创修补及局部引流。③对伴有肛肠环损伤者，需尽可能修补耻骨直肠肌及外括约肌深部，最大限度保持肛肠环的完整性，以免引起肛门失禁。④结肠造口术后2～3个月可行造口回纳术。术前需行肛门指检、肠镜、直肠测压等检查，了解直肠肛门损伤愈合后的局部情况、肛门括约肌功能。如怀疑造口回纳后可能引起肛门失禁，需先行肛门括约肌修复手术治疗。

肛门损伤后易引起感染，无论患者病情严重与否，都应尽早施行手术治疗。肛门损伤的处理原则与一般软组织伤相同，在进行清创时，应尽可能地保留肛门周围健康组织，更不可切除括约肌，以免日后发生肛门狭窄或畸形。如肛门括约肌有缺损者，应做妥善的修补，特别是外括约肌伤口不做缝合，保持引流通畅。在肛管有广泛撕裂伤时，为了避免日后的畸形，或做定位缝合，但引流必须通畅。肛管伤口愈合后必要

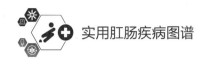

时要及早做扩肛治疗，以防止肛门过度狭窄的发生。

七、预防与调护

（1）肛门损伤发生后，患者往往较为紧张，针对出血较多，病情相对较重的患者，要及时消除患者及其家属的紧张和恐惧心理，并请家属配合，如有悲观情绪，要及时做患者的思想工作，直到消除他们的心理疑惑为止。

（2）肛门损伤后大出血时，应首先暂时禁食，待患者病情稳定后，再给以流食，食物要选择易于消化的食物，少吃含纤维素高的食物，从而抑制胃肠蠕动，避免大出血进一步加重。不吃热食及饮热、开水，少吃辛辣油腻之物，保持大便通畅。少吃或不吃能加强胃肠蠕动的药物，药物制剂中应不含扩血管药物。容易引起"上火"的食物及有刺激性的食物也应不吃，有条件的家庭，可以制作一些药膳供患者食用，促进生血，增强体力。

第二节　结肠、直肠损伤

一、病因病机

结肠损伤不易早期发现，可引起腹膜后的严重感染。结肠壁薄，血供较差，愈合能力不好，结肠内积存大量细菌和粪便，容易发生感染。破裂后刺激性较小，早期症状可不明显，但感染较重。结肠损伤多发生在横结肠，其次是盲肠、升结肠和降结肠，可合并有其他内脏损伤和骨折。结肠、直肠损伤平时多因工农业生产外伤，交通事故，生活意外及斗殴所致，以腹部闭合性损伤为多见。发生率在腹部内脏损伤中次于小肠、脾脏、肝脏、肾脏损伤而居第5位，合计大肠伤占腹部内脏损伤的10.07%。结肠、直肠损伤的危险性在于伤后肠内容物流入腹腔引起严重的细菌性腹膜炎，时间较久或肠内容物较多者会发生中毒性休克。

二、现代医学研究

1.发生原因

（1）钝性伤：腹部遭受重物撞击，如工伤、车祸、坠落、摔跌、斗殴、拳击等钝性暴力打击，大肠位于后腹壁与前腹撞击之间，致使肠壁受伤，穿孔可破裂。

（2）刀刺伤：战时多见于刺刀伤，平时多见于斗殴、凶杀、抢劫等事故。

（3）火器伤：战时枪弹伤、弹片伤，常合并有小肠或腹腔或全身其他器官损伤。

（4）医源性损伤：行乙状结肠镜、纤维结肠镜检查致结肠穿孔，目前并不罕见。

2.分类

（1）挫伤（血肿）：肠壁挫伤无穿孔，无血流障碍，或结肠系膜挫伤出血形成血肿，但不影响血运。

（2）撕裂伤：①未穿孔(非全层或浆膜撕裂)；②穿孔(全层，但未完全横断)；③大块毁损(撕脱、复杂性、破裂、组织丢失、明显粪便污染)。

三、中医认识

祖国医学认为本病主要是外来伤害或跌仆损伤，直接伤害人体而发生肠腑突然壅滞，气血骤闭而发病。气滞血瘀，郁而化热则出现发热、全腹疼痛、拒按等实热症状，热甚伤阴，阴损及阳，甚则出现亡阴亡阳的危候。故此病起病急，来势猛，以腹部突然疼痛、面色苍白，并有腹部外伤史为其特点。

四、临床诊断

根据外伤史及临床表现一般比较容易诊断，在野战条件下或是在紧急抢救情况下，往往来不及进行各种辅助检查和等待实验室检查结果。凡是有腹部外伤者，主诉有腹痛，体检时有腹膜炎体征，膈下有游离气体时，均应考虑到大肠损伤的可能。

（一）详询外伤史

对神志清楚的伤员应详细询问负伤史和伤后症状，问清腹痛部位和性质，有无休克、下消化道出血等临床表现；并认真了解受伤情况，如负伤时间、体位、姿势、致伤的性质及其投射方向、距离等，结合大体解剖关系，以初步判断有无大肠损伤等腹

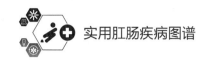

腔脏器损伤的可能。

（二）全面体检

包括全身检查、腹部检查和直肠指诊，均具有重要诊断价值。

腹部检查时，不仅要观察腹部有无伤口，还要注意腹部附近或下胸部等有无伤口，伤道内有无血性液、混浊液或肠内容物流出。腹部开放伤的诊断一般多不困难，如伤口见有大网膜、小肠或结肠等内脏脱出时，即可立即确诊有腹腔脏器损伤，而不必再做其他烦琐的检查。腹部压痛、腹肌紧张及反跳痛，肝浊音界消失或缩小，肠鸣音减弱或消失等临床表现，为大肠损伤的重要体征。移动性浊音阳性结果有助于确定腹膜炎的诊断。但往往因伤后早期腹腔内积血渗液量少，变动体位时流动缓慢而致阳性率较低，阴性不可轻易排除大肠损伤。对休克严重的伤员不应做此项检查，以免因变动体位而加重病情。大肠损伤早期的腹膜刺激症状可不明显，故强调反复进行检查对比。平时应将伤员收治入院严密观察伤情变化，战时切不要轻率地按轻伤后送，以免发生漏诊。

有下列情形之一者须考虑腹膜反折上损伤：①有腹膜炎体征；②腹腔穿刺液中有粪汁或混浊液；③腹部立位平片显示膈下游离气体。在明确诊断的过程中，须注意：指检前要擦净肛周可能存在的血迹，以免手套将肛周血迹带入直肠，造成直肠损伤的假象。

直肠指诊在诊断大肠损伤时应列为常规检查。直肠低位损伤可触及损伤部位呈空洞感觉，指套上带有血迹，结肠损伤仅少数有血迹。

（三）化验检查

红细胞计数、血红蛋白和红细胞压积可用以判断有无内出血和休克的进展情况；但在急性大出血的早期，往往由于身体尚未及代偿稀释而表现为正常值，须加注意。如有时间和条件，应复查对比。伤后早期显示白细胞计数及嗜中性粒细胞增加，对腹内脏器损伤往往有一定的诊断意义。结肠损伤后，由于肠内容物进入腹腔引起的急性炎症反应，白细胞计数可有不同程度的增高。严重伤员应暂置导尿管观察每小时尿量，可对了解休克程度和肾功能有所帮助；送尿常规检查正常时还能排除泌尿系损伤的可能，具有鉴别诊断价值。

（四）诊断性腹腔穿刺

这项检查对战时和其他腹部损伤的诊断都有重要参考价值，准确率高，方法简单易行，其阳性率可高达 90% 以上。当腹腔内有 200mL 以上的积液时，就能经穿刺针吸出腹腔液做检查，故值得推广使用。但应注意，腹腔穿刺表现阴性结果时，也不可轻易排除结肠损伤的可能，对腹部有明显腹胀者和孕妇应列为腹腔穿刺的禁忌证。

（五）X 线检查

结肠损伤后，腹部 X 线检查可发现部分伤员有膈下游离气体，火器性肠损伤者还能显示腹腔内金属异物存留，对确定诊断有重要参考价值。

（六）诊断性剖腹探查术

对伤情复杂而诊断难以确定的伤员，若经细致观察分析后仍不能排除结肠损伤者，应尽早进行剖腹探查术以免误诊或漏诊。

（七）其他检查

在以上检查未能明确诊断，可选择性地用 B 超、CT、MRI 检查的任何一两项检查以助诊断。

五、临床治疗

1. 防治休克

结肠损伤的治疗，关键是要积极防止休克的发生。休克的防治措施主要是及时控制出血和解决有效血容量不足的问题，在急救时首先止血，加压包扎，快速由上肢静脉插管，大量输血及代血浆或平衡液等，以补充血容量。

2. 预防感染

结肠损伤多造成腹腔感染，在术前、术后，应足量使用针对革兰氏阴性杆菌和厌氧菌有效的抗生素。术前、术后应用抗生素时间长短及用量应视感染程度而定。

3. 不失时机，尽早手术

结肠损伤后，无论腹腔污染程度轻重，都应尽早手术治疗。受伤时间距手术时间在 6 小时以内，单纯结肠损伤，无合并其他内脏伤，患者全身情况好，应采用一期缝合修补术或肠切除吻合术。受伤时间距手术时间超过 6 小时，腹腔内污染严重，合并

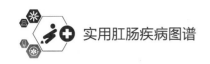

全身多发性伤或腹内多脏器伤，患者全身情况较差，不能耐受较长时间手术，应采用分期手术。主要术式有：

（1）结肠外置术。

（2）损伤肠袢缝合近端外置术。

（3）缝合加外置术。

（4）直肠损伤缝合加乙状结肠造口术。

4.预防并发症

（1）造瘘口的位置要准确，以防造口处结肠方位的不恰当，术后引起排便困难，或引起梗阻。

（2）结肠游离要充分，以防造瘘口回缩。若游离不充分，皮肤外肠腔较短，血循环差，术后易发生坏死回缩。

（3）切口感染。手术完成后，在关腹前用大量等渗盐水冲洗腹腔，并放置抗生素溶液。尽量做好局部及肠道准备。纠正水、电解质平衡，必要时可给予全静脉营养。

六、预防与调护

腹部外伤引起结直肠损伤后，病情多较严重，来势凶猛，要及时消除患者及其家属的紧张和恐惧心理，并请家属配合医生积极给予患者治疗。应首先让伤员暂禁食，待术后病情稳定后，再给以流食，食物要选择易于消化、含纤维素较低的食物，少食辛辣油腻及容易上火的食物，加强营养，增强机体免疫力。

第二十五章
直肠异物

一、概述

直肠异物简单来说是指在直肠中除了粪便以外的物体。包括果皮、果核、骨头、粪石、瓶子、灯泡及活体动物等各种出现在肛门直肠内的物体（图 25-1 ~ 图 25-4）。

二、病因

（1）口源性：主要为吃进去的未消化食物。

（2）肛源性：经肛门塞入的物体；遭受某些暴力伤害，致异物刺入直肠内。

三、诊断

（一）临床表现

（1）口源性：发病前数日进食难以消化的食物，于排便时肛门内突发疼痛后可呈持续性疼痛，活动或者排便时疼痛加重，部分患者伴腹胀或肠道不完全梗阻。

（2）肛源性：异物主动或者被动性地经肛门误入直肠内，自行尝试取异物后，未能取出。可伴直肠肛门坠痛，严重者可出现肛管、直肠黏膜损伤、出血等。

（二）专科检查

（1）肛门视诊。

（2）肛门指诊。

（3）窥肛器检查。

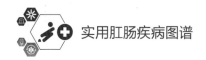
（三）辅助检查

（1）纤维／电子结肠镜检查。

（2）X 线检查。

（3）CT/MRI 检查。

四、治疗

　　尽早取出是治疗的关键。通过检查，首先确定异物性质、位置。术前禁止灌肠，防止移位，禁止口服泻药，防止肠梗阻的发生。考虑到括约肌影响，采用腰椎麻醉，松弛括约肌，利于异物取出。肛内注入适量肥皂水，起到润滑作用。腹部找寻异物位置，助手轻柔按压异物，配合肛内卵圆钳夹取异物。检查有无出血、穿孔等并发症。

五、预后

　　术后观察并预防并发症，如出血、穿孔、感染及肛周脓肿等。

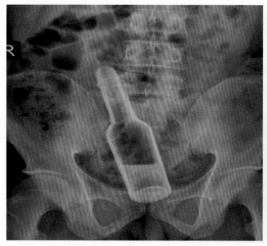
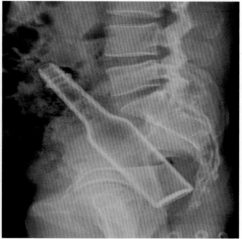

图 25-1　肠内异物水瓶

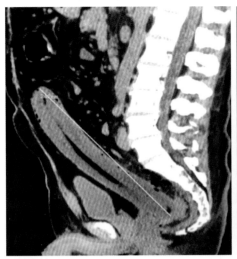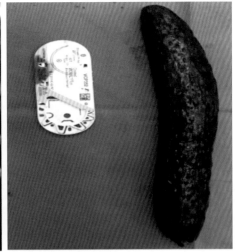

图 25-2　肠内异物黄瓜

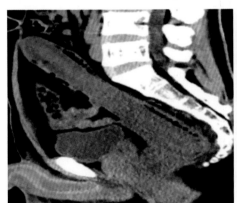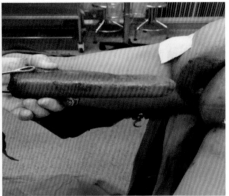

图 25-3　肠内异物胡萝卜

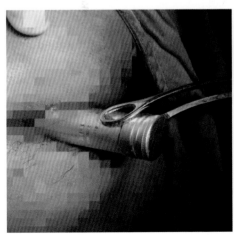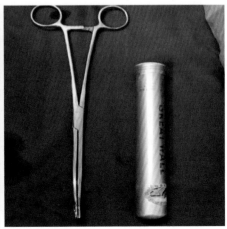

图 25-4　肠内异物雪茄烟筒

第二十六章
藏毛窦

一、概述

藏毛窦是骶尾部臀中裂皮下软组织内的窦道或囊肿，内常有毛发，故称为藏毛窦，又称为藏毛囊肿。男性多于女性，多在 20 ~ 30 岁发病，因此时毛发脂腺活动增加，才出现症状，多出现炎性肿物，破溃后形成慢性窦道，愈合后再破溃，反复发作。该病以肛门坠胀、疼痛、肛周流脓为主要特征。本病多见于欧美国家，国内较少见，但近年来国内发病率呈逐渐上升趋势。

二、病因病机

中医认为与饮食、异物残留等因素有关。患者平素喜食辛辣肥甘，形体肥胖，湿热内生，久而化毒，湿毒相合，下注魄门，或尾部局部残留异物兼有邪毒侵袭，导致局部气血凝滞，蕴蒸化脓，故而肛门肿痛不适或破溃。

西医认为其病因为先天性或后天获得性。先天性原因是先天性上皮残留物或先天性表皮凹陷是发病的根源。病灶内残存毛发为上皮毛囊内陷所致。但在婴儿的骶尾部中线小凹很少找到藏毛窦的前驱病变。本病多发生在青春期臀部毛发旺盛的男性，其毛发生长速度和皮脂腺分泌均增加，常有感染和有毛发陷入皮下组织等因素存在。后天获得性病变是由于损伤、手术、异物刺激和慢性感染引起的肉芽肿疾病。多在运动过程中，皮肤相互摩擦，毛发刺入皮肤，形成窦道，吸入脱落毛发，异物刺激，引起炎症反应，形成慢性感染或脓肿，窦道不易愈合。

三、诊断

（一）临床表现

骶尾部中线可见小孔，少有毛发伸出。静止期多无明显症状。发作期多见局部胀痛，自行溃破溢脓，炎症消退，溃口愈合后，反复发作。严重时可发生癌变。

（二）专科检查

视诊：骶尾部中线可见一个或数个小孔，少有毛发伸出。指诊：骶尾部可触及肿物，触痛，按压可有脓液外溢。

（三）辅助检查

①实验室检查可见白细胞计数、中性粒细胞百分比增多。②超声骶尾部可见窦道样的不规则低回声或内部回声高低不等的混合性包块，其边界不清。该检查操作简单，对患者无创伤，并且费用较低，但对邻近椎管内层次关系显示较差。③CT 显示藏毛窦病变位置位于臀沟处皮肤及皮下脂肪层内，其病变形态显示为类圆形的囊状包块影，或条索状瘘管，其病灶大小不等，边界不清晰，形态不规则，未发现明显包膜，均未累及肌层，不与肛门相通，骶骨未见明显破坏征象，病变均呈等或者稍低密度影。CT 平扫对藏毛窦显示较差，并且放射性过大，临床较难推广。④MRI 显示藏毛窦窦道形态不规则或呈迂曲的管状结构，窦道壁增厚，呈 T2WI 高信号，T1WI 低信号；管腔 T2WI 高信号，T1WI 等或稍高信号，窦道周围软组织水肿。MRI 可以明确探查藏毛窦的病变范围、深度以及盆腔的情况，有助于后续手术方案的制订，并且MRI 无放射性，对藏毛窦的诊断有明显优势。

根据患者病史、症状、体征及辅助检查可确诊藏毛窦。

四、鉴别诊断

与肛瘘相鉴别：两者初起皆可见红肿、疼痛、破溃溢脓等症状。藏毛窦窦口多在骶尾部臀间裂处，多向颅侧走行，很少向下，不与肛内相通，窦内可有毛发，可触及椭圆形或不规则肿物。肛瘘外口一般距肛门较近，肛内可触及内口，一般在和外口同方位肛隐窝处，内外口之间可触及条索状瘘管。

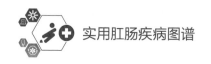

五、治疗

（一）保守治疗

（1）中医药治疗。内治：发病初期，表现为火毒蕴结之证，方选仙方活命饮加减清热解毒透脓；中后期多表现为正虚邪恋之证，方选托里透脓散加减扶正祛邪。外治：熏洗法，清热解毒中药，如黄柏、野菊花、金银花等煎水 1 ~ 2L 外洗。

（2）抗感染治疗，可控制症状，但极易复发。多作为术后辅助疗法，因病原菌多为厌氧菌及少量需氧菌，临床多选广谱抗生素。

（3）剃毛，临床上激光脱毛可以作为辅助治疗手段。

（4）硬化疗法，向窦道内注射 80% 石炭酸。因其治疗过程中疼痛剧烈，且复发率高，临床较少选择。

（二）手术治疗

一旦诊断明确，手术治疗是其首选方式。当藏毛窦处于感染期时，首先予以抗感染治疗，控制感染，有助降低术后复发率。

1. 藏毛窦单纯切除术

该术式先行亚甲蓝染色，确定病灶范围，切除完整病灶，刮除坏死组织，保持创面开放，换药至伤口痊愈。术式操作简单，创面较大，引流通畅，疼痛明显，愈合缓慢，复发率低。

2. 藏毛窦单纯切除术及一期缝合术

该术式要求骶尾部肿物仅有单一窦道或病变范围小，可行一期切除缝合术。优点是愈合时间相对于单纯切除术有所缩短，局部瘢痕组织也能够减少。缺点是切口缝合张力较大，久坐或站立后持续张力致使伤口裂开，愈合时间延长；愈合后瘢痕因张力过大而造成再次开裂，但相较创面完全开放仍有明显优势。

3. 藏毛窦切除合并菱形皮瓣转移技术

通过转移皮瓣来覆盖病灶组织切除后的皮肤缺损以达到减缓张力，加速愈合的目的，包括 Limberg 皮瓣移植术及改良 Limberg 术、Karydakis 皮瓣移植术及 Bascom 臀沟抬高技术等。

当出现藏毛窦造成的皮肤缺损时，特别是复发性病例，进行皮瓣转移以填补缺损是可靠的治疗方法。近几年这一方法逐渐被国内医生所接受，并逐步在临床中进行实践，但皮瓣移植术游离范围广，损伤较大；其次对皮瓣设计要求高，若设计不理想，术后容易导致皮瓣坏死，一旦发生，再次手术治疗将会更加困难。

皮瓣移植（现多采用改良菱形皮瓣转移）可缩短切口愈合时间，相反却不增加术后复发率和各种术后并发症。同时减少臀间裂皮肤摩擦，消除了藏毛窦的发病因素，防止了术后复发。术前充分引流及抗炎控制感染，藏毛窦和周围组织的炎性增生完整而没有遗留地切除是预防复发的关键。转移皮瓣的设计应合理，转移臀肌浅筋膜瓣切口深度应适宜，使转移瓣的移动程度适合，减少中线切口缝合的张力。详见图26-1 ~ 图26-18。

六、预后

藏毛窦不属于常见疾病，近几年有逐年上升趋势，尽早采取手术是治疗的关键。

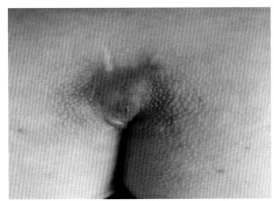

图 26-1　藏毛窦静止期，无明显外口

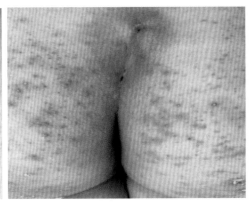

图 26-2　藏毛窦破溃口位于臀间沟上端，两溃口距离约4cm，可触及条索状硬结

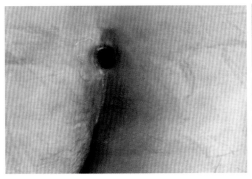

图 26-3　藏毛窦，单纯切开引流后复发，无法完全愈合，残余 1cm 大小外口及条索状炎性窦道

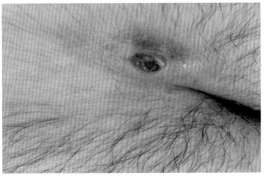

图 26-4　藏毛窦毛发旺盛型，溃口位于臀间沟上端

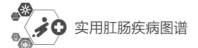
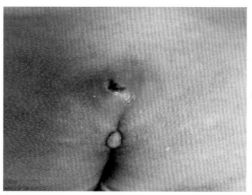

图 26-5　藏毛窦反复感染破溃愈合

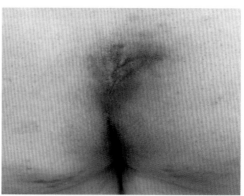

图 26-6　藏毛窦切除术单纯部分
切开后复发

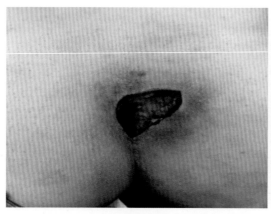

图 26-7　藏毛窦切除术切除坏死组织

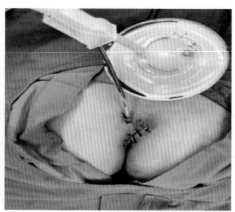

图 26-8　藏毛窦切除术后一期缝
合，留置负压引流器

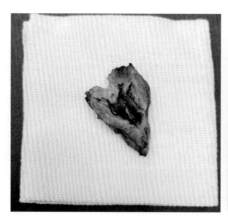

图 26-9　完整病灶

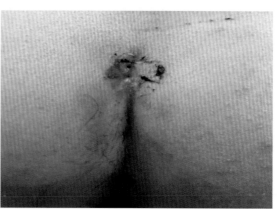

图 26-10　藏毛窦两溃口位于臀间沟上端，
距离约5cm，按压脓性液体溢出，可触及
条索状硬结

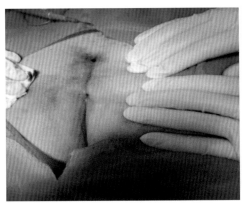

图 26-11　藏毛窦切除术亚甲蓝
染色，确定窦道位置

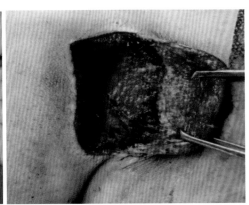

图 26-12　清除坏死组织，保留皮
肤，游离一侧皮肤，减轻缝合张力

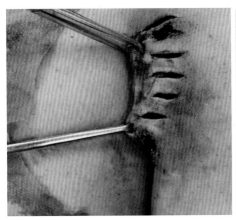

图 26-13　将皮肤横切数口，减少
皮肤张力

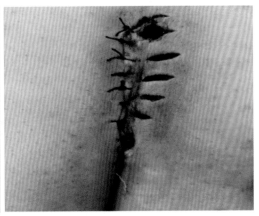

图 26-14　两侧缝合，创面纱布加
压，使皮肤与底部组织贴合，促使
剥离皮肤存活，加速创面愈合

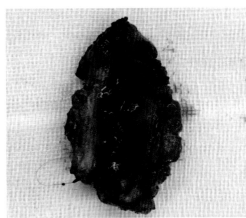

图 26-15　切除坏死组织

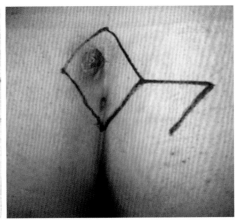

图 26-16　菱形皮瓣成形术
（Limberg 皮瓣术）画线

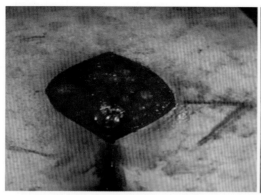

图 26-17　菱形皮瓣成形术术中

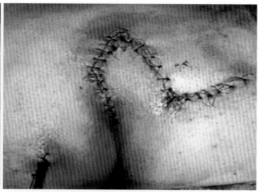

图 26-18　菱形皮瓣成形术术后

第二十七章
其他罕见肛肠疾病

第一节 黑斑息肉综合征

一、概述

黑斑息肉综合征（Peutz-Jeghers syndrome，PJS）又称家族性黏膜皮肤色素沉着胃肠道息肉病，是一种常染色体显性遗传病，以皮肤黏膜色素沉着、胃肠道多发息肉为主要特点。患病率为 1/（8000 ～ 200 000）。

二、病因

黑斑息肉综合征是一种常染色体显性遗传疾病，大部分由 *STK11*（*LKB1*）基因突变引起，小部分由新生的基因突变引起。

三、诊断

黑斑息肉综合征主要表现为皮肤黏膜色素沉着（以口唇黏膜黑斑常见）和胃肠道多发息肉。胃肠道息肉发生癌变的风险较高，也可伴发乳腺癌、胰腺癌等肿瘤（图27-1）。

（一）临床表现

（1）皮肤黏膜色素沉着。皮肤黏膜色素沉着是大多数患者最早出现的症状。多出现在口唇、颊黏膜、面部、手指、手掌、脚底等，也可发生在鼻、肛门周围和生殖

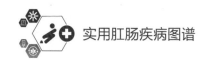

器，极少数发生在肠道。通常是扁平状，呈灰蓝色至褐色的斑点，大小为 1 ~ 5mm。皮肤黏膜色素沉着在随后数年内变大、增多。

（2）胃肠道多发息肉。息肉大多发生在小肠（特别是空肠），其次结肠和胃，也可能发生在肾盂、膀胱、肺、鼻咽等胃肠道之外的位置。息肉在 0 ~ 9 岁形成，大部分患者在 10 ~ 30 岁出现症状。约半数患者在确诊时无症状，部分患者有腹痛、腹泻、腹部包块、便血、呕血、便秘等。

（二）专科检查

专科检查可发现特征性的肛周及其他部位皮肤黏膜色素沉着。

（三）辅助检查

1. 基因检测

基因检测可发现 *STK11* 基因突变。

2. 消化道内镜检查

胃镜、肠镜等可发现息肉，取材进行组织病理学检查可发现是 Peutz-Jeghers 息肉。

四、鉴别诊断

与家族性息肉病相鉴别：黑斑息肉综合征是由基因突变引起，基因检测与 *STK11*（*LKB1*）基因突变有关。家族性息肉病有家族史，病理示腺瘤样息肉或炎性息肉。

五、治疗

缓解症状，提高生活质量，避免严重并发症。治疗方法有内镜治疗、手术治疗等。

1. 内镜治疗

（1）直径 <0.5cm 的息肉，可随诊观察，每隔 1 ~ 2 年做结肠镜检查。

（2）直径 ≥ 0.5cm 的息肉，符合内镜下息肉切除术条件者可以在内镜下切除。

2. 手术治疗

若息肉较大或较多，或出现肠套叠或肠梗阻，需要进行手术治疗。

六、预后

预后与并发症密切相关。由于多发息肉易引起肠梗阻、肠出血等并发症，影响生活质量；部分因癌变而导致死亡。

七、护理

进食易消化食物，避免坚硬、粗糙及刺激性食物。

八、预防

黑斑息肉综合征是一种常染色体显性遗传病，患者的父母再次生育时，子女患病概率较高，患者的子女患病概率也较高。遗传咨询、产前诊断等有助于预防。

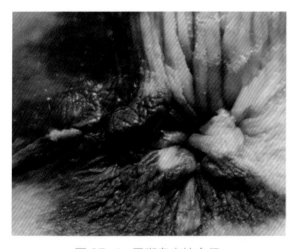

图 27-1 黑斑息肉综合征

第二节 白塞氏病

一、概述

白塞氏病（Behcet disease）又称贝赫切特综合征、眼－口－生殖器三联综合征，是一种全身性免疫系统疾病，属于血管炎的一种。其可侵害人体多个器官，包括

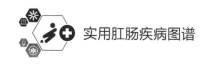

口腔、皮肤、关节、肌肉、眼睛、血管、心脏、肺和神经系统等，主要表现为反复口腔和会阴部溃疡、皮疹、下肢结节红斑、眼部虹膜炎、食管溃疡、小肠或结肠溃疡及关节肿痛等。该病可见于我国各类人群，从青少年到老人都可患病，中青年更多见，男女均可发病（图27-2）。

二、病因

目前该病的发病原因不完全清楚，可能与遗传（如 *HLA-B51* 基因）、感染（部分患者可能与结核感染相关）、生活环境有关。

三、诊断

（一）临床表现

本病主要表现为反复口腔和会阴部溃疡、皮疹、下肢结节红斑、眼部虹膜炎、食管溃疡、小肠或结肠溃疡及关节肿痛等。

1. 口腔溃疡

反复口腔溃疡、疼痛，溃疡面较深、底部多为白色或黄色，可以同时在多个部位出现多个溃疡（俗称"口疮"），包括舌、口唇、上腭、咽部等。

2. 生殖器溃疡

亦可首发于肛门溃疡，男性及女性生殖器溃疡。

3. 眼部病变

眼睛红肿、疼痛、畏光或视力下降、视物不清，可以一只或两只眼睛受累。

4. 皮肤表现

面部、胸背部或其他部位皮疹，丘疹，反复发作。另外有下肢发绀、肿胀和疼痛，可触摸到结节，或反复发作的红斑，大小不一，按压时疼痛，这种现象称为"结节红斑"。在输液或抽血针眼局部会出现红肿或水疱或脓疱，多数在注射后24～72小时内出现，这种现象被称为"针刺反应"阳性。

5. 其他表现

关节病变、消化道病变、血管病变、神经系统病变及全身表现等。

（二）专科检查

肛管皮肤无规则性溃疡，糜烂，渗出。

（三）辅助检查

1. 检查内容

包括自身抗体如抗核抗体、抗内皮细胞抗体等，以及血沉、C反应蛋白等炎症指标，结核、病毒等感染指标及脏器功能指标等。

2. 其他辅助检查

包括眼科的特殊检查、血管彩超、脑部磁共振、关节B超等。

四、鉴别诊断

1. 其他原因导致的口腔溃疡

口腔科局部疾病或全身疾病导致的口腔溃疡，如口腔感染、维生素缺乏等，需与仅表现为口腔溃疡的早期贝赫切特综合征进行鉴别。

2. 其他原因导致的虹膜炎

眼部结核感染、眼科局部疾病引起的虹膜炎、其他风湿免疫病导致的虹膜炎等，需与仅表现为虹膜炎的贝赫切特综合征进行鉴别。

3. 脊柱关节炎

脊柱关节炎常表现为下肢单个或3个以下关节的肿胀疼痛，伴活动受限，可伴虹膜炎或结节红斑。

4. 其他原因导致的消化道溃疡

如肠道结核感染、溃疡性结肠炎、克罗恩病、肠道淋巴瘤等，需要与以肠道症状为主要表现的贝赫切特综合征进行鉴别。

五、治疗

（1）药物治疗：需较长期服药，主要是免疫调节药或免疫抑制药，如糖皮质激素、甲氨蝶呤、秋水仙碱、沙利度胺、硫唑嘌呤、环磷酰胺、环孢素、吗替麦考酚酯，以及抗肿瘤坏死因子拮抗剂等。

（2）还可选择手术治疗或介入治疗。

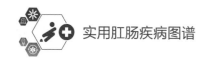

六、预后

症状不同，预后不同。多数处于缓解 – 复发交替的状态，部分经有效治疗后可痊愈。表现为口腔溃疡或皮疹的患者预后较好；表现为系统受累者，如眼部、神经系统和肠道受累，严重者导致失明、肠穿孔或死亡。

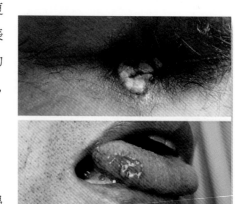

图 27-2 白塞氏病

七、预防

目前没有很好的预防方法或药物，建议易感人群尽量避免感染、精神紧张和劳累。

第三节 兽皮痣

一、概述

兽皮痣是先天性黑素细胞痣中的一种。黑素细胞痣大小不一，小的几毫米，如果直径在 20cm 以上者，称为巨大型黑素细胞痣，有些患者甚至大部分躯干或整个肢体均被大片黑素细胞痣覆盖，表面常有多数粗黑毛发，此时称为兽皮痣（图 27-3）。

二、病因

本病发病机制还不清楚，相关报道认为与基因变异有关。

三、诊断

（一）临床表现

发病部位色素加深呈黑色，干燥和粗糙，有毛发。

（二）专科检查

肛周皮肤干燥、粗糙，色黑，皱褶处疣状增生，呈不同程度的角化。

四、鉴别诊断

应与增殖性天疱疮、增殖性类天疱疮、Darier病鉴别。

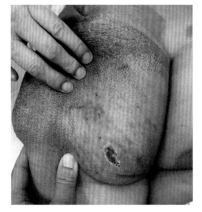

图 27-3　兽皮痣

五、治疗

目前无有效治疗方法。

第四节　狒狒综合征

一、概述

狒狒综合征（baboon syndrome）属于系统性接触性皮炎的一种特殊表现，属Ⅳ型变态反应。临床表现为在腹股沟、肛周等皱褶部位出现边界清楚的、对称性的红斑、丘疹和斑块，严重时出现渗液、糜烂（图27-4）。

二、病因

本病通常由接触汞、镍等及其他诱发因素引起。

三、诊断

（一）临床表现

临床表现为在腹股沟、肛周等皱褶部位出现边界清楚的、对称性的红斑、丘疹和斑块，严重时出现渗液、糜烂。

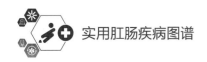

（二）辅助检查

组织病理：主要表现为真皮浅层血管周围有淋巴细胞或嗜酸性粒细胞浸润，表皮内有时候可见角质形成细胞坏死及基底细胞液化变性。

四、鉴别诊断

1. 间擦疹

间擦疹是发生在褶皱部位的红斑、浸渍及糜烂，与本病显然不同。

2. 固定性药疹

好发于皮肤及黏膜移行处的紫红斑，反复发作后多遗留色素沉着，且多数情况下分布不对称。

3. 急性泛发性发疹性脓疱病

早期也表现为屈曲部位或其附近皮肤的红斑，但边界欠清楚，常伴有发热及外周血白细胞升高等表现，且在红斑基础上迅速出现均一针尖大的无菌性脓疱。

五、治疗

抗过敏及对症处理。

六、预后

及时治疗，预后良好。

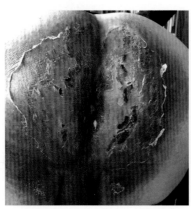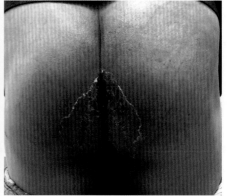

图 27-4 狒狒综合征